TREINAMENTO DO CORE
ANATOMIA ILUSTRADA

Título original em inglês: *Core Training Anatomy*
Copyright © 2010 Moseley Road Incorporated. Todos os direitos reservados.

Este livro contempla as regras do Novo Acordo Ortográfico da Língua Portuguesa.

Editor gestor: Walter Luiz Coutinho
Editora de traduções: Denise Yumi Chinem
Produção editorial: Priscila Mota, Karen Daikuzono e Rodrigo de Oliveira Silva

Tradução: Marcos Ikeda

Revisão científica: Jonato Prestes
    Pós-doutorado pela Western Kentucky University (WKU)
    Doutorado em Ciências Fisiológicas pela UFSCar
    Mestrado em Educação Física pela UNIMED
    Graduação em Educação Física pela UEM e Especialização em Treinamento Desportivo pela UEM

    Jéssica Cardoso de Souza
    Mestrado em Educação Física pela UCB
    Especialização em Prestação de Exercícios para Reabilitação Cardíaca e Grupos Especiais pela UGF-SP
    Graduação em Educação Física pela YMCA-FEFISO

Revisão de tradução e revisão de prova: Depto. editorial da Editora Manole
Adaptação da capa para a edição brasileira: Depto. de arte da Editora Manole

Dados Internacionais de Catalogação na Publicação (CIP)
(Câmara Brasileira do Livro, SP, Brasil)

Ellsworth, Abigail
    Treinamento do Core : anatomia ilustrada : guia completo para o fortalecimento do Core / Abigail Ellsworth ; [tradução Marcos Ikeda]. -- Barueri, SP : Manole, 2012.

    Título original: Core training anatomy.
    ISBN 978-85-204-3461-1

    1. Abdome - Músculos 2. Exercícios abdominais 3. Musculação I. Título.

12-06264   CDD-613.71

Índices para catálogo sistemático:
1. Treinamento do Core : Educação física   613.71

Nenhuma parte deste livro poderá ser reproduzida, por qualquer processo, sem a permissão expressa dos editores.
É proibida a reprodução por xerox.
A Editora Manole é filiada à ABDR – Associação Brasileira de Direitos Reprográficos.

Edição brasileira – 2012

Direitos em língua portuguesa adquiridos pela:
Editora Manole Ltda.
Av. Ceci, 672 – Tamboré
06460-120 – Barueri – SP – Brasil
Tel.: (11) 4196-6000 – Fax: (11) 4196-6021
www.manole.com.br
info@manole.com.br

Impresso no Brasil
Printed in Brazil

Aviso
O conteúdo deste livro destina-se a promover informações úteis ao público geral. Todos os materiais, incluindo textos, gráficos e imagens, são de caráter apenas informativo e não substituem diagnósticos, recomendações ou tratamentos médicos para condições específicas. Todos os leitores devem procurar assistência médica profissional antes de iniciar qualquer programa de exercício ou para qualquer outro problema específico de saúde. A autora e os editores não recomendam ou endossam tratamentos, procedimentos, conselhos ou outras informações que possam ser encontradas neste livro e, especificamente, eximem-se de toda e qualquer responsabilidade por prejuízos ou danos que possam ocorrer por consequência direta ou indireta do uso de quaisquer informações contidas nesta publicação.

TREINAMENTO DO CORE
ANATOMIA ILUSTRADA
Guia completo para o fortalecimento do core

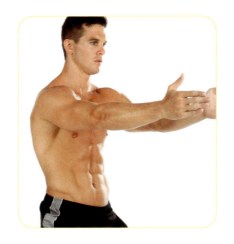

Abigail Ellsworth

Manole

SUMÁRIO

Introdução: o core	6
Posição neutra da coluna vertebral	10
Anatomia do corpo	12

ALONGAMENTOS	**14**
Flexão do pescoço	16
Flexão lateral do pescoço	17
Alongamento do tríceps	18
Alongamento do latíssimo do dorso	19
Alongamento do ombro	20
Alongamento do peitoral	21
Alongamento do quadríceps	22
Alongamento do trato iliotibial	23
Alongamento dos adutores	24
Alongamento do quadril e da coxa	25
Alongamento da coluna vertebral	26
Alongamento lombar	27
Alongamento do piriforme	28
Alongamento dos quadris	29
Alongamento dos músculos posteriores da coxa	30

EXERCÍCIOS DE ESTABILIDADE DO CORE	**32**
Pequenos passos	34
Prancha com deslizamento	36
Rotação da coluna vertebral	38
Círculos com um membro inferior	40
Balanço para trás	42
Extensão lombar de quatro apoios	44
Prancha lateral	46
Passada à frente ou *high lunge*	48
Ponte com flexão unilateral do quadril	50
Flexão de braço	52
Mergulho na cadeira	54
Voador com toalha	56
Elevação da perna unipodal	58
Agachamento apoiado	60
Prancha frontal	62
Tesoura	64
Nado	66
Abdominal pressionando as coxas	68

Série em decúbito lateral	70
Aproximação de calcanhares em decúbito ventral	72

EXERCÍCIOS DE FORTALECIMENTO DO CORE 74

Abdominal básico	76
Abdominal alternado	78
Passada lateral	80
Agachamento unilateral no step	82
Alongamento de tendão	84
Abdominal com chute alternado	86
Agachamento lenhador	88
Abdominal remador	90
Abdominal canivete	92
Giro russo	94
Prancha com tração de joelho	96
Flexão lateral	98
Prancha lateral com rotação	100
Giro de quadril	102
Flexão lateral ajoelhado	104
Flexão lateral ajoelhado - com chute	106
Infra abdominal	108
Caminhada com mãos	110
Abdominal na cadeira	112
Flexão de braço - caminhando sobre o step	114
Rotação de tronco para oblíquos	116
Abdução do quadril em quatro apoios	118
Flexão de quadril em pé	120

EXERCÍCIOS COM O ROLO DE ESPUMA 122

Encolhimento de joelhos	124
Flexão do tronco sobre o rolo	126
Elevação unilateral da perna sobre o rolo	128
Mergulho no rolo	130
Abdominal canivete alternado	132
Flexão de braço sobre o rolo	134
Marcha em decúbito dorsal	136
Liberação iliotibial	138
Deslizamento sobre o rolo	140
Ponte com elevação de perna I	142
Ponte com elevação de perna II	144
Ponte sobre o rolo	146
Bicicleta com membro inferior estendido	148
Abdominal sobre o rolo empurrando as coxas	150

EXEMPLOS DE TREINOS 152

Treino do core - A	154
Treino do core - B	156
Treino do core - C	158
Créditos e Agradecimentos	160

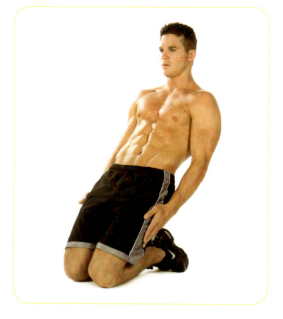

INTRODUÇÃO: O CORE

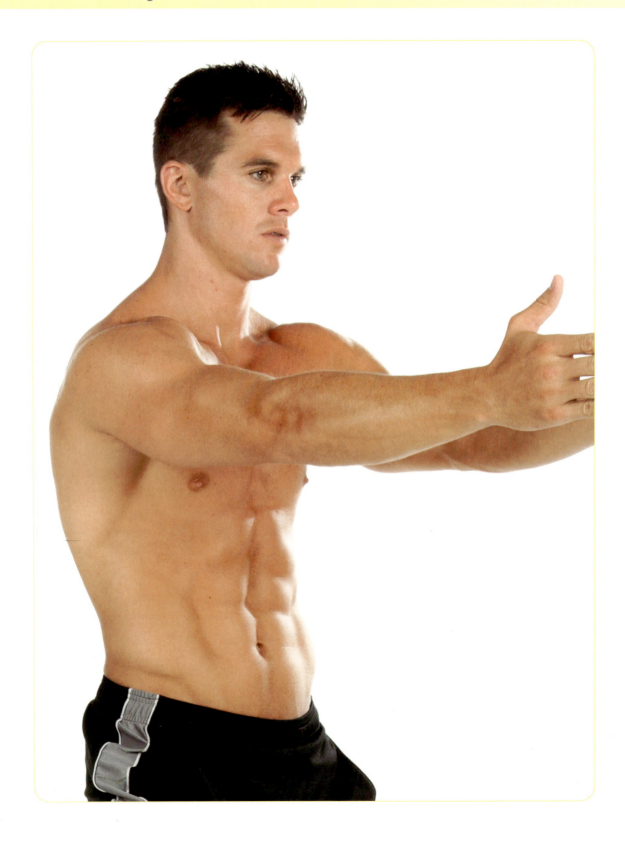

Se você já participou de uma aula de condicionamento físico, provavelmente já ouviu treinadores falarem sobre os "músculos do core". Mas o que são esses músculos? O que eles fazem?

Os músculos do core são as camadas musculares profundas localizadas próximo à coluna vertebral e que proporcionam suporte estrutural para todo o corpo. Eles fornecem a pressão interna necessária para permitir uma contração intensa (como durante o trabalho de parto) ou para expelir substâncias (como vômito, fezes ou ar carregado de carbono). Esses músculos do core são divididos em dois grupos: músculos maiores e músculos menores. Os músculos maiores do core estão localizados no tronco e incluem a região abdominal e as porções média e inferior das costas. Essa área inclui os músculos do assoalho pélvico (elevador do ânus, pubococcígeo, iliococcígeo, puborretal e coccígeo), os abdominais (reto do abdome, transverso do abdome, oblíquo externo e oblíquo interno), os eretores da espinha (multífido, eretor da espinha, esplênio, longuíssimo do tórax e semiespinal) e o diafragma. Os músculos menores do core incluem o latíssimo do dorso, o glúteo máximo e o trapézio (superior, médio e inferior). Esses músculos menores do core auxiliam os músculos maiores quando o corpo realiza atividades ou movimentos que requerem maior estabilidade.

Por que o core é tão importante? Porque os movimentos funcionais cotidianos do corpo são extremamente dependentes dele. Ele estabiliza o tronco e a pelve, permitindo que os membros superiores e inferiores se movam adequadamente durante a atividade. O enfraquecimento do core pode resultar em uma predisposição à lesão. Eis uma analogia: pense na situação de caminhar em uma praia. Assim que você pisa na praia, a areia é bem solta e fofa. Você acha difícil se locomover e precisa despender uma grande quantidade de energia e esforço. À medida que avança em direção à água, você percebe que a areia fica mais firme e compacta, tornando o seu movimento mais fácil e mais eficiente. A falta de estabilidade do core é como tentar caminhar ou correr na praia, onde a areia é fofa e o movimento é difícil. Ao tentar fazer isso, você pode facilmente sofrer uma lesão, torcer o tornozelo, por exemplo. No entanto, se você possuir um core fortalecido, será como andar sobre areia firme – e será muito mais fácil para você chegar aonde deseja. Um core fortalecido torna mais fácil o movimento em qualquer atividade.

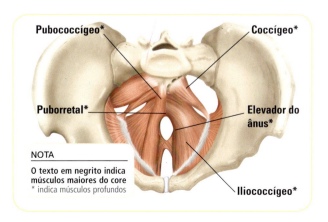

NOTA
O texto em negrito indica músculos maiores do core
* indica músculos profundos

A maneira como um corpo se movimenta e os músculos envolvidos para realizar o movimento são o que denominamos "cinesiologia". As forças aplicadas ao corpo são o que determina como essa mecânica será utilizada. A palavra "força" possui muitos significados diferentes, mas aqui nós a definiremos de modo geral como a transferência da energia necessária através do corpo durante uma atividade. Por exemplo, se você estiver correndo, exercerá uma sobrecarga sobre os pés, joelhos e quadris. A potência da força diminui quanto mais distante for o ponto de contato.

Além da função dinâmica do core, existe uma funcionalidade estática deste. É a capacidade do seu core de alinhar os ossos do esqueleto para resistir a uma força que não se altera. O que isso significa para você? O core estático é o que influencia fortemente a sua postura. O corpo humano é anatomicamente projetado para suportar uma força (como a exercida quando você se senta, caminha, corre ou salta) e transferi-la, através de várias articulações, a uma direção desejada. Se a sua postura e a força do core estiverem comprometidas, essa força então pode não ser transferida adequadamente, o que talvez gere uma lesão. A força estática core é uma das mais difíceis formas de estabilidade para se treinar e é frequentemente negligenciada em razão da falta de movimento. Você já observou como se sente cansado após um dia passado em pé em um museu, observando obras de arte, ou assistindo em pé a um jogo? Essas atividades requerem estabilidade estática do core, embora você não sinta que a esteja exercendo.

Manter os músculos do core estabilizados, permitindo um desenvolvimento uniforme e a utilização dos músculos para estabilizar, fortalecer e alinhar o corpo, é crucial para uma vida saudável. O importante não é apenas o uso desses músculos, mas como eles são utilizados. O objetivo deste livro é ensiná-lo como recrutar, treinar e fortalecer esses músculos adequadamente para permitir a força e o movimento ideais.

Músculos identificados na figura:
- **Semiespinal***
- **Esplênio***
- Trapézio
- **Romboide***
- Latíssimo do dorso
- Longuíssimo do tórax
- **Multífido***
- Eretores da espinha
- Glúteo máximo

NOTA
O texto em negrito indica músculos maiores do core
O texto em cinza indica músculos menores
* indica músculos profundos

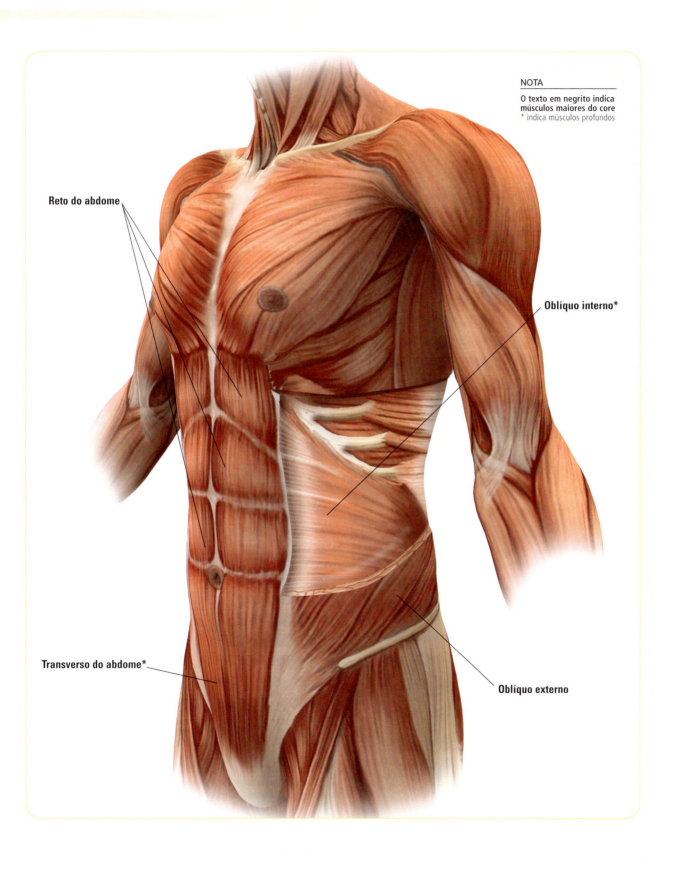

POSIÇÃO NEUTRA DA COLUNA VERTEBRAL

O que é coluna vertebral neutra? Por que despender tempo para explicá-la e demonstrá-la?

A coluna vertebral neutra, também conhecida como postura neutra, é um dos conceitos mais importantes que você deve compreender ao começar um programa de treinamento do core. A coluna vertebral neutra é fundamental para assegurar que você exercite e fortaleça os músculos do core, além de mantê-lo em uma posição mais eficaz para o movimento. Trabalhar em postura neutra também é um componente de uma abordagem holística do movimento e do exercício na qual o corpo é visto como uma unidade integrada, e não um grupo de partes isoladas. A posição neutra da coluna vertebral é um componente fundamental do exercício funcional e do treinamento efetivo do core.

Os músculos do core estão intimamente conectados com os músculos posturais e o conceito de alinhamento. A postura neutra é o alinhamento adequado do corpo. Em seu alinhamento natural, a coluna vertebral não é reta. Ela apresenta curvas nas regiões cervical (pescoço), torácica (parte superior) e lombar (parte inferior). O alinhamento neutro ajuda a proteger a coluna vertebral do excesso de estresse e esforço. O controle da inclinação pélvica é uma maneira de começar a ajudar no equilíbrio da coluna vertebral. Quando certos músculos das costas e do abdome contraem, a pelve gira. Quando a pelve gira para trás, a curvatura lombar aumenta. Quando a pelve gira para a frente, a curvatura lombar é retificada.

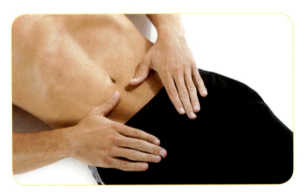

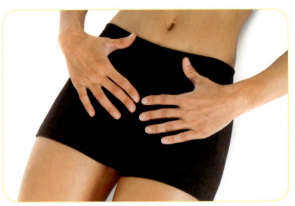

Para encontrar a neutralidade pélvica, coloque seus polegares sobre os ossos do quadril e seus dedos sobre o osso púbico, criando um triângulo. Quando você estiver deitado corretamente, com a coluna vertebral neutra, todos os ossos estarão alinhados no mesmo plano.

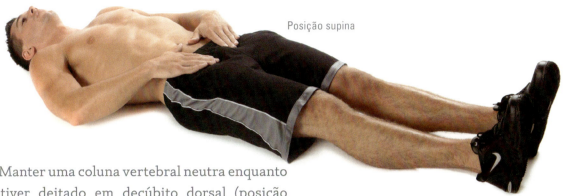

Posição supina

Manter uma coluna vertebral neutra enquanto estiver deitado em decúbito dorsal (posição supina) é difícil. A neutralidade pélvica pode ser obtida colocando os polegares sobre os ossos do quadril e seus dedos sobre o osso púbico (o osso entre seus membros inferiores), criando um triângulo. Todos os ossos devem ficar alinhados no mesmo plano – nenhuma proeminência posterior ou para um lado deve estar presente. O triângulo deve parecer "nivelado", com todos os ângulos no mesmo plano. Essa posição irá lhe preparar para o exercício quando você estiver em decúbito dorsal. Se estiver se exercitando em decúbito ventral (posição prona), no entanto, você pode obter a coluna vertebral neutra pressionando o osso púbico contra o solo, até sentir que suas costas se achatam discretamente ou que o seu estômago eleva-se suavemente do solo. Retraia o queixo de modo que sua fronte esteja em contato com a superfície, e o seu pescoço então estará pronto para o fortalecimento.

Essa posição não apenas protege suas costas e seu pescoço enquanto você se exercita, mas também permite que você se exercite de maneira mais produtiva. Manter a postura neutra ajudará a diminuir o risco de lesão e aumentará a eficiência do movimento ou do exercício.

Quando pessoas apresentam dificuldade para completar ou trabalhar na postura neutra, é geralmente uma indicação de desequilíbrio muscular. Desequilíbrios musculares ou posturais são uma preocupação, pois podem causar lesões e problemas anatômicos crônicos ou limitar a performance. A execução do alinhamento neutro pode inibir o recrutamento de certos músculos e tornar os movimentos mais difíceis.

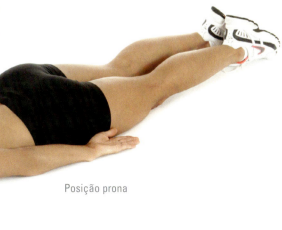

Posição prona

ANATOMIA DO CORPO

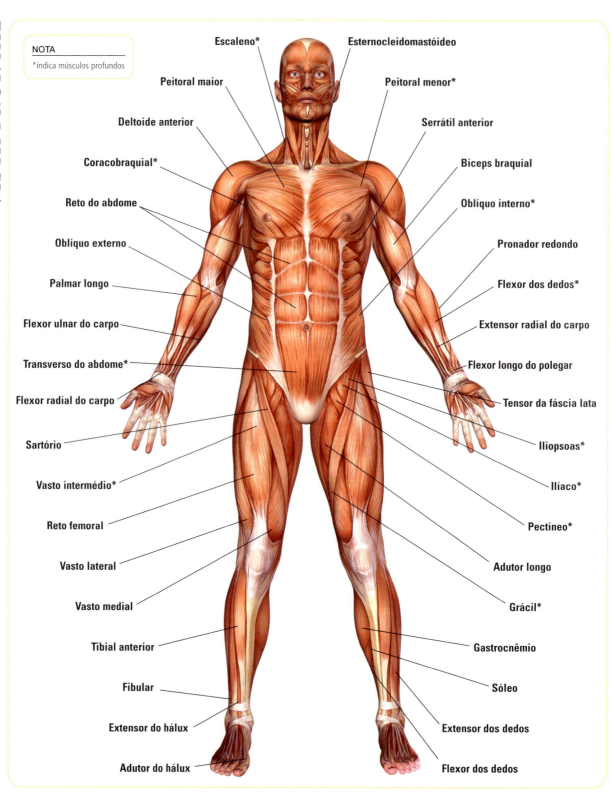

ANATOMIA DO CORPO • 13

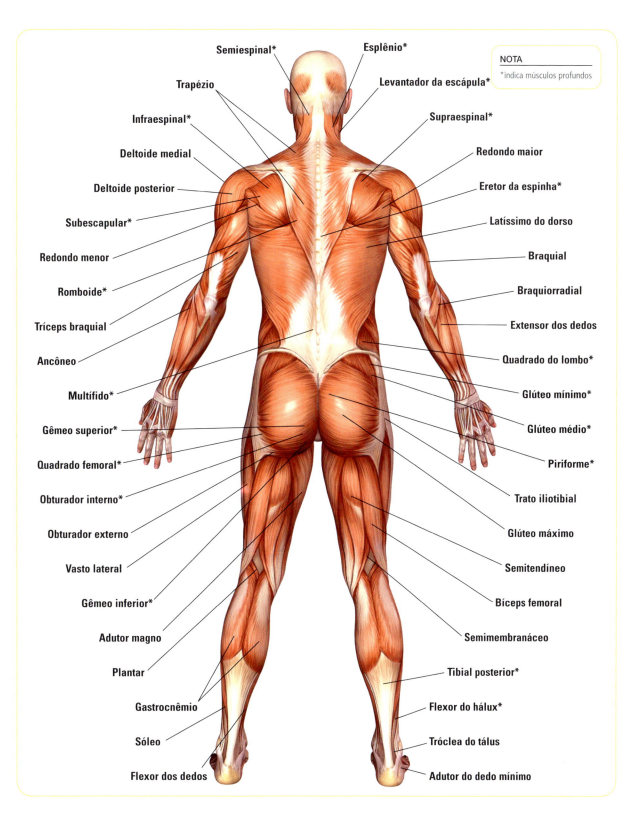

ALONGAMENTOS

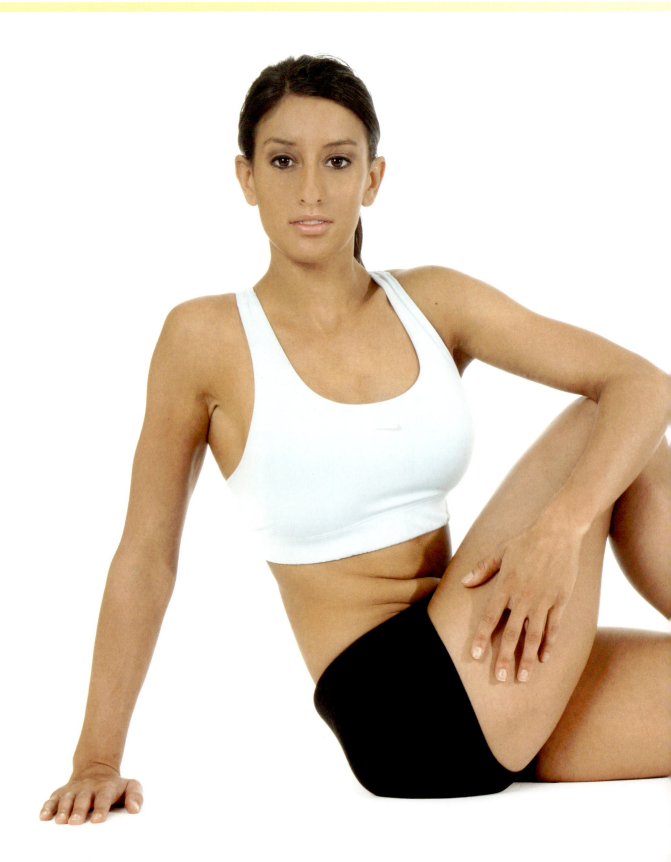

ALONGAMENTOS • 15

Como em qualquer tipo de exercício, antes de iniciar um programa de treinamento do core, é importante alongar e aquecer os seus músculos. Essa preparação o auxiliará a evitar lesões e otimizará seus resultados, garantindo um treinamento eficaz e seguro.

O alongamento é mais efetivo após os músculos terem sido aquecidos, de modo que a realização de um trabalho cardiovascular rápido (cinco minutos), como, por exemplo, correr, pular corda, pedalar ou remar, é uma maneira ideal de se preparar para esses exercícios. Em seguida, esses alongamentos trabalharão os músculos que você irá utilizar para atividades de estabilidade e fortalecimento do core.

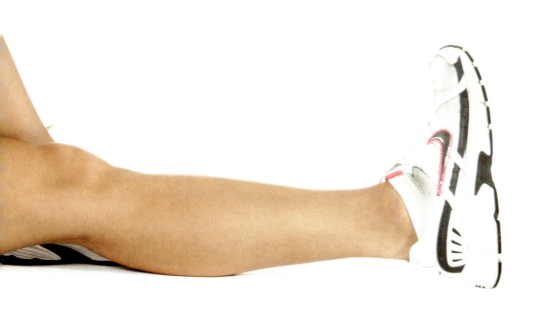

FLEXÃO DO PESCOÇO

ALONGAMENTOS

1. Colocando uma mão sobre a cabeça, lentamente empurre o queixo em direção ao peito até você sentir o alongamento na região posterior do pescoço.

2. Mantenha a posição durante 15 segundos e repita três vezes.

FAÇA CORRETAMENTE

PROCURE
- Manter os músculos do ombro relaxados.

EVITE
- Empurrar muito forte com a mão – este é um alongamento suave.

FOCO MUSCULAR
- Esplênio
- Trapézio

NOTA
O texto em negrito indica músculos ativos
O texto em cinza indica músculos estabilizadores
* indica músculos profundos

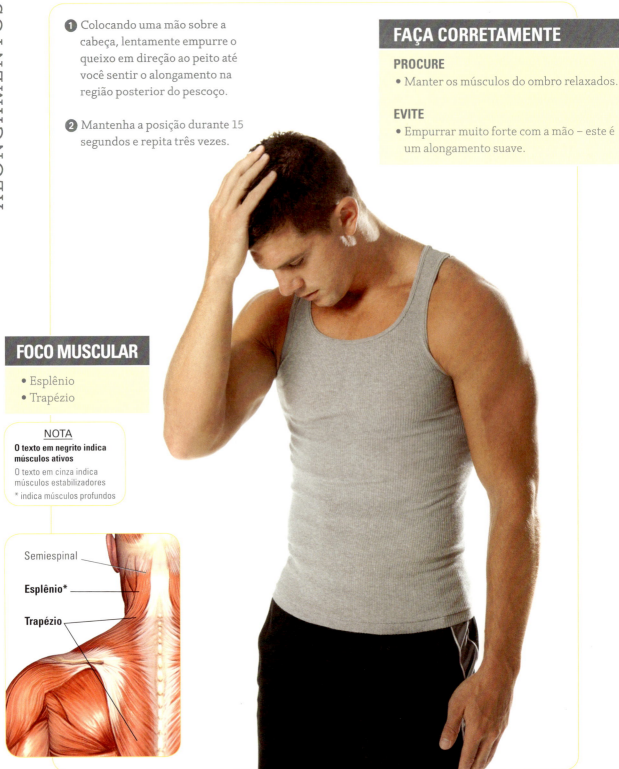

- Semiespinal
- **Esplênio***
- **Trapézio**

ALONGAMENTOS • 17

FLEXÃO LATERAL DO PESCOÇO

FOCO MUSCULAR
- Escaleno
- Esternocleidomastóideo
- Trapézio

① Puxe delicadamente a lateral de sua cabeça com a mão.

② Com a outra mão, tente alcançar a região lombar, flexionando o cotovelo.

③ Incline a cabeça em direção ao cotovelo elevado até sentir o alongamento na lateral do pescoço. Segure por 15 segundos e repita três vezes de cada lado.

NOTA
O texto em negrito indica músculos ativos
* indica músculos profundos

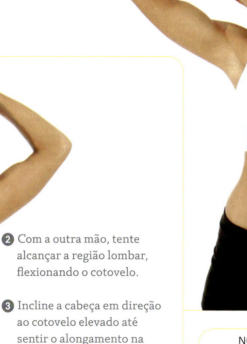

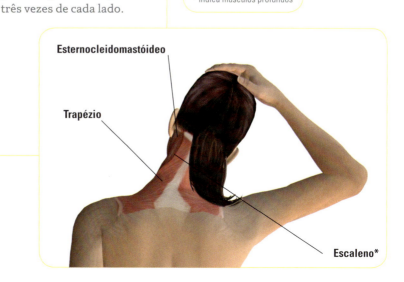

Esternocleidomastóideo
Trapézio
Escaleno*

18 • TREINAMENTO DO CORE – ANATOMIA ILUSTRADA

ALONGAMENTO DO TRÍCEPS

ALONGAMENTOS

① Em pé, eleve o braço direito e o flexione atrás de sua cabeça.

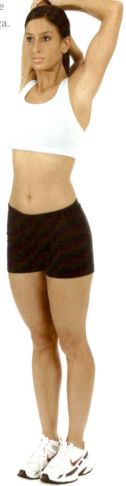

FOCO MUSCULAR
- Tríceps braquial
- Infraespinal
- Redondo maior
- Redondo menor

② Mantendo os ombros relaxados, empurre delicadamente o cotovelo elevado com a mão esquerda.

③ Continue a empurrar o cotovelo até sentir o alongamento na parte inferior do braço. Mantenha durante 15 segundos e repita três vezes em cada membro.

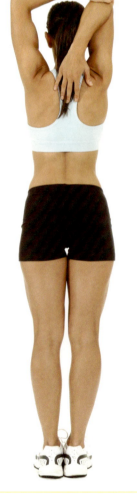

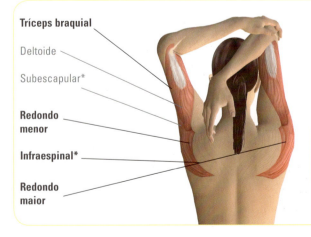

- **Tríceps braquial**
- Deltoide
- Subescapular*
- **Redondo menor**
- **Infraespinal***
- **Redondo maior**

NOTA
O texto em negrito indica músculos ativos

O texto em cinza indica músculos estabilizadores

* indica músculos profundos

ALONGAMENTO DO LATÍSSIMO DO DORSO

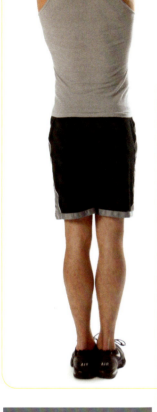

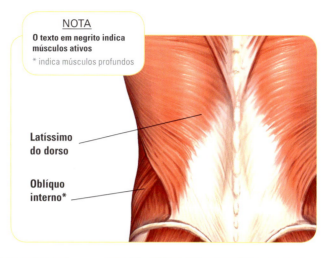

NOTA
O texto em negrito indica músculos ativos
* indica músculos profundos

- **Latíssimo do dorso**
- **Oblíquo interno***

① Entrelace as mãos acima da cabeça com as palmas direcionadas para cima, em direção ao teto.

② Direcione as mãos para a lateral enquanto realiza um padrão circular com o tronco.

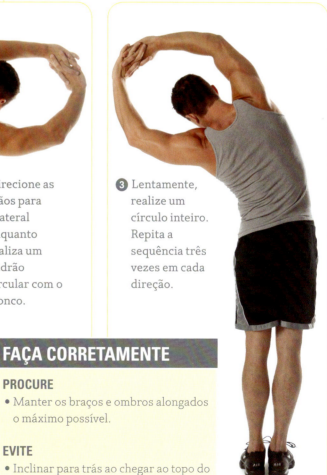

③ Lentamente, realize um círculo inteiro. Repita a sequência três vezes em cada direção.

FOCO MUSCULAR
- Latíssimo do dorso
- Oblíquo interno

FAÇA CORRETAMENTE

PROCURE
- Manter os braços e ombros alongados o máximo possível.

EVITE
- Inclinar para trás ao chegar ao topo do círculo.

ALONGAMENTO DO OMBRO

ALONGAMENTOS

① Em pé e em posição ereta, com o braço direito posicionado através do corpo, na altura do tórax. Com a mão esquerda, pressione o cotovelo direito.

FOCO MUSCULAR
- Deltoide
- Tríceps braquial
- Oblíquo externo
- Redondo menor
- Infraespinal

② Mantenha a posição por 15 segundos e, em seguida, relaxe e repita três vezes. Repita três vezes com o braço esquerdo.

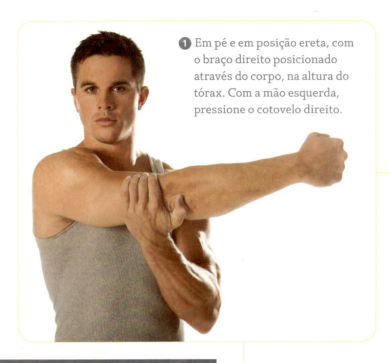

FAÇA CORRETAMENTE

PROCURE
- Manter o cotovelo estendido enquanto aplica pressão com a mão.

EVITE
- Permitir que os ombros se elevem em direção às orelhas.

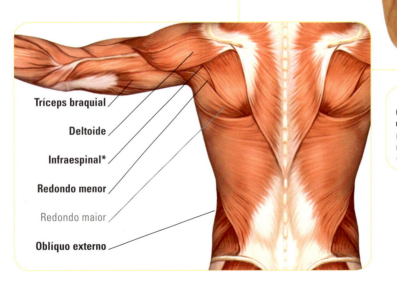

- Tríceps braquial
- Deltoide
- Infraespinal*
- Redondo menor
- Redondo maior
- Oblíquo externo

NOTA
O texto em negrito indica músculos ativos
O texto em cinza indica músculos estabilizadores
* indica músculos profundos

ALONGAMENTO DO PEITORAL

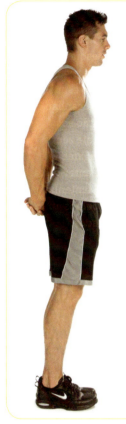

① Em pé e em posição ereta, com os braços atrás das costas e as mãos entrelaçadas.

FOCO MUSCULAR
- Peitoral maior
- Peitoral menor
- Deltoide
- Bíceps braquial

② Aproxime as escápulas enquanto eleva os braços, afastando-os do corpo, certificando-se de que os cotovelos estão estendidos.

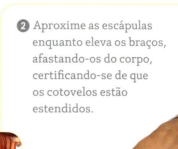

Peitoral maior
Peitoral menor*
Deltoide
Bíceps braquial

NOTA
O texto em negrito indica músculos ativos
* indica músculos profundos

FAÇA CORRETAMENTE

PROCURE
- Manter os cotovelos estendidos durante o movimento.
- Direcionar as palmas das mãos para fora enquanto eleva os braços. Isso intensificará o alongamento.

EVITE
- Inclinar o tronco para a frente excessivamente durante o alongamento – isso pode ser prejudicial às costas.

③ Mantenha a posição durante 15 segundos antes de retornar os braços à posição inicial. Repita três vezes.

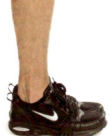

ALONGAMENTO DO QUADRÍCEPS

ALONGAMENTOS

FAÇA CORRETAMENTE

PROCURE
- Manter ambos os joelhos juntos e pressionados.

EVITE
- Inclinar o tórax para a frente.

NOTA
O texto em negrito indica músculos ativos
O texto em cinza indica músculos estabilizadores
* indica músculos profundos

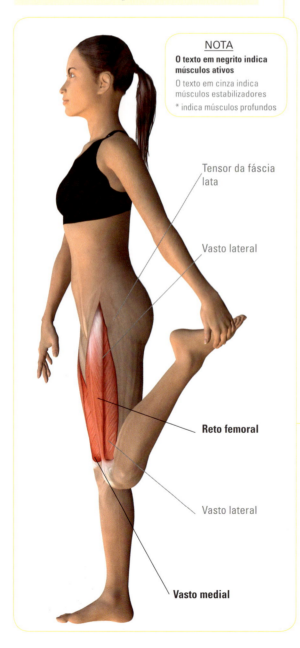

- Tensor da fáscia lata
- Vasto lateral
- **Reto femoral**
- Vasto lateral
- **Vasto medial**

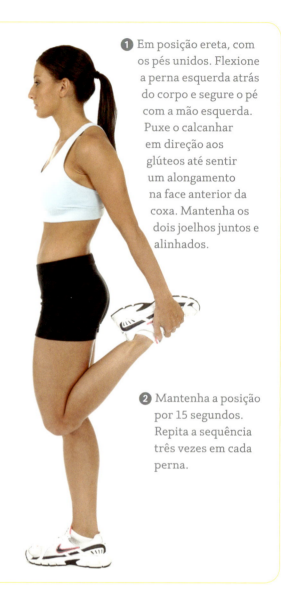

❶ Em posição ereta, com os pés unidos. Flexione a perna esquerda atrás do corpo e segure o pé com a mão esquerda. Puxe o calcanhar em direção aos glúteos até sentir um alongamento na face anterior da coxa. Mantenha os dois joelhos juntos e alinhados.

❷ Mantenha a posição por 15 segundos. Repita a sequência três vezes em cada perna.

FOCO MUSCULAR

- Reto femoral
- Vasto lateral
- Vasto medial
- Vasto intermédio

ALONGAMENTO DO TRATO ILIOTIBIAL

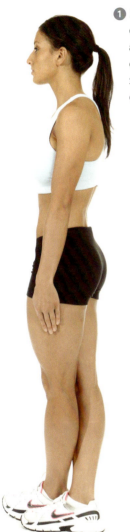

① Posicionado em pé, cruze a perna esquerda na frente da direita.

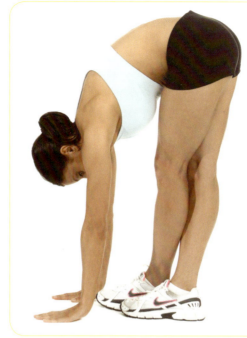

② Flexione a coluna vertebral e o quadril com ambos os joelhos estendidos e tente alcançar o solo com as mãos.

③ Mantenha a posição por 15 segundos. Repita a sequência três vezes em cada perna.

FOCO MUSCULAR

- Trato iliotibial
- Bíceps femoral
- Glúteo máximo
- Vasto lateral

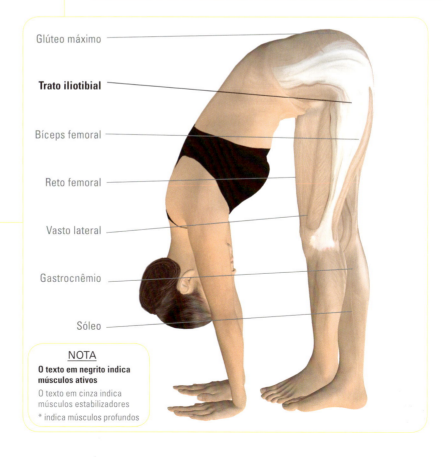

Glúteo máximo
Trato iliotibial
Bíceps femoral
Reto femoral
Vasto lateral
Gastrocnêmio
Sóleo

NOTA
O texto em negrito indica músculos ativos
O texto em cinza indica músculos estabilizadores
* indica músculos profundos

ALONGAMENTO DOS ADUTORES

ALONGAMENTOS

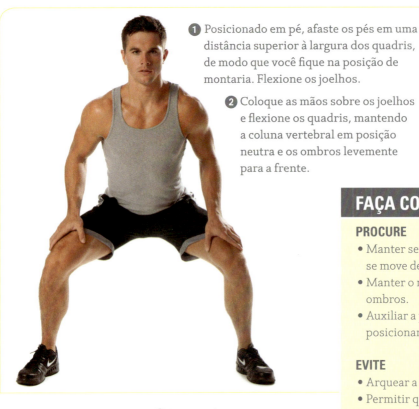

① Posicionado em pé, afaste os pés em uma distância superior à largura dos quadris, de modo que você fique na posição de montaria. Flexione os joelhos.

② Coloque as mãos sobre os joelhos e flexione os quadris, mantendo a coluna vertebral em posição neutra e os ombros levemente para a frente.

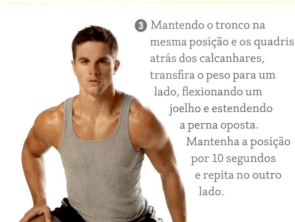

③ Mantendo o tronco na mesma posição e os quadris atrás dos calcanhares, transfira o peso para um lado, flexionando um joelho e estendendo a perna oposta. Mantenha a posição por 10 segundos e repita no outro lado.

FOCO MUSCULAR

- Adutor longo
- Adutor magno
- Fibular
- Bíceps femoral
- Semitendíneo
- Semimembranáceo
- Piriforme

FAÇA CORRETAMENTE

PROCURE
- Manter seu tronco alinhado enquanto você se move de um lado a outro.
- Manter o relaxamento do pescoço e dos ombros.
- Auxiliar a postura por meio do posicionamento de suas mãos sobre as coxas.

EVITE
- Arquear a coluna vertebral.
- Permitir que os seus pés se desloquem ou percam o contato com o solo.
- Permitir que os seus joelhos ultrapassem os dedos dos pés durante a flexão.

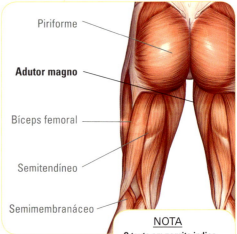

NOTA
O texto em negrito indica músculos ativos
O texto em cinza indica músculos estabilizadores
* indica músculos profundos

ALONGAMENTOS • 25

ALONGAMENTO DO QUADRIL E DA COXA

① Ajoelhado sobre o joelho esquerdo, apoie o pé direito contra o solo de modo que o seu joelho direito fique flexionado em um ângulo inferior a 90 graus.

② Leve o tronco para a frente, flexionando o joelho direito de modo que o seu joelho se mova em direção aos dedos do pé. Mantendo o tronco em posição neutra, move o quadril direito para a frente e para baixo, a fim de gerar um alongamento na parte anterior da coxa. Eleve os braços em direção ao teto, mantendo os ombros relaxados.

Tensor da fáscia lata
Pectíneo*
Psoas menor*
Iliopsoas*
Psoas maior*
Ilíaco*
Adutor longo
Reto femoral
Grácil*

NOTA
O texto em negrito indica músculos ativos
O texto em cinza indica músculos estabilizadores
* indica músculos profundos

③ Leve os braços para baixo e mova os quadris para trás. Estenda a perna direita e leve o tronco para a frente. Coloque as mãos ao lado do joelho estendido para equilibrar-se.

④ Mantenha a posição por 10 segundos e repita o movimento para a frente e para trás cinco vezes em cada membro.

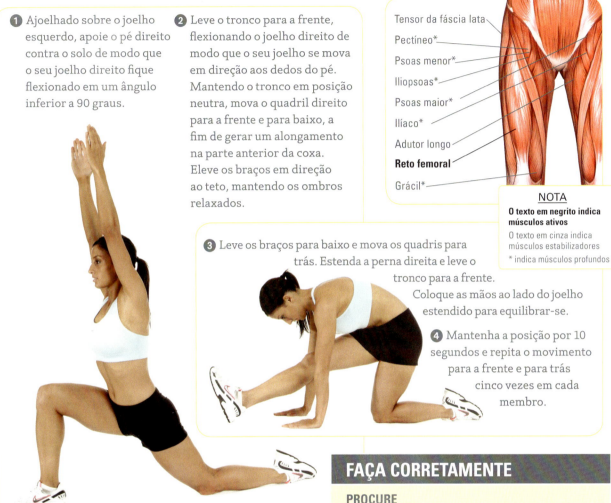

FAÇA CORRETAMENTE

PROCURE
• Manter os ombros e o pescoço relaxados.
• Enquanto se alonga, movimentar todo o seu corpo de modo uniforme

EVITE
• Estender o joelho da frente muito além do pé apoiado.
• Girar os quadris.
• Desviar o joelho da perna posterior para fora.

MODIFICAÇÃO
Mais difícil: durante o movimento para trás, eleve o joelho de trás, afastando-o do solo, e estenda a perna. Mantenha as mãos apoiadas no solo.

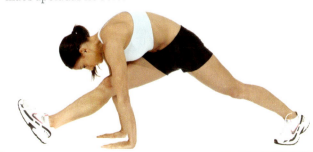

FOCO MUSCULAR
• Ilíaco
• Iliopsoas
• Bíceps femoral
• Reto femoral

ALONGAMENTO DA COLUNA VERTEBRAL

ALONGAMENTOS

① Em decúbito dorsal, com a perna esquerda estendida e a direita flexionada, coloque o pé direito sobre a canela esquerda.

② Mantendo ambos os ombros em contato com o solo, leve a perna direita lentamente através do seu corpo até sentir um alongamento entre a região lombar e os quadris. Alongue somente até o ponto em que os seus ombros permitirem, sem que nenhum deles perca o contato com o solo.

③ Mantenha a posição por 15 segundos e repita a sequência três vezes em cada lado.

FOCO MUSCULAR
- Quadrado do lombo
- Eretor da espinha
- Vasto lateral
- Trato iliotibial
- Tensor da fáscia lata

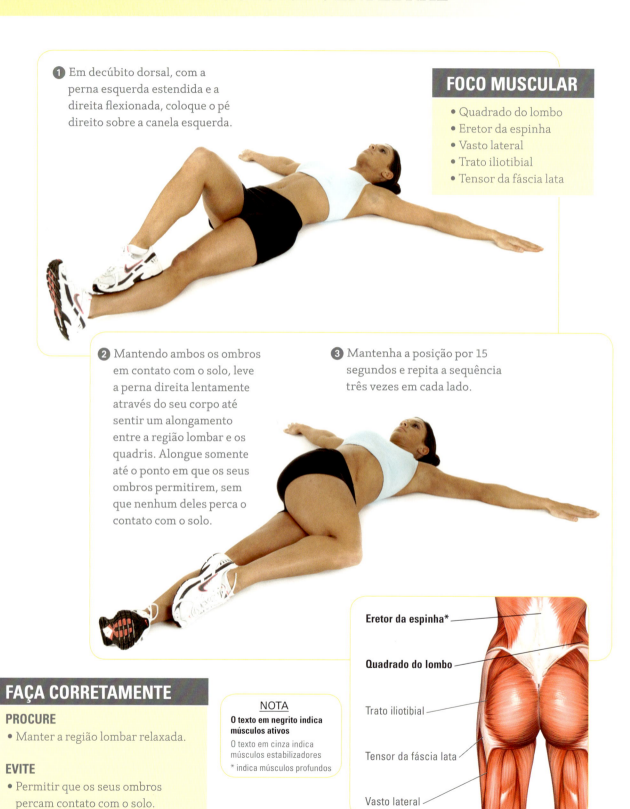

- Eretor da espinha*
- Quadrado do lombo
- Trato iliotibial
- Tensor da fáscia lata
- Vasto lateral

FAÇA CORRETAMENTE

PROCURE
- Manter a região lombar relaxada.

EVITE
- Permitir que os seus ombros percam contato com o solo.

NOTA
O texto em negrito indica músculos ativos
O texto em cinza indica músculos estabilizadores
* indica músculos profundos

ALONGAMENTOS • 27

ALONGAMENTO LOMBAR

① Deite em decúbito dorsal, com os pés e os joelhos unidos. Os joelhos devem estar flexionados.

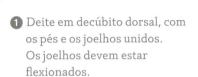

- Eretor da espinha*
- Oblíquo externo
- **Quadrado do lombo**
- Tensor da fáscia lata
- Vasto lateral

NOTA
O texto em negrito indica músculos ativos
O texto em cinza indica músculos estabilizadores
* indica músculos profundos

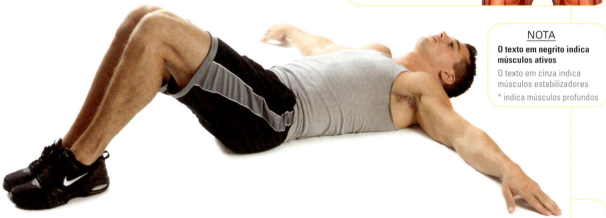

② Lentamente, movimente os joelhos de um lado a outro até sentir um alongamento ao longo da região lombar, através dos quadris, ou até que seus joelhos atinjam o solo.
Repita dez vezes.

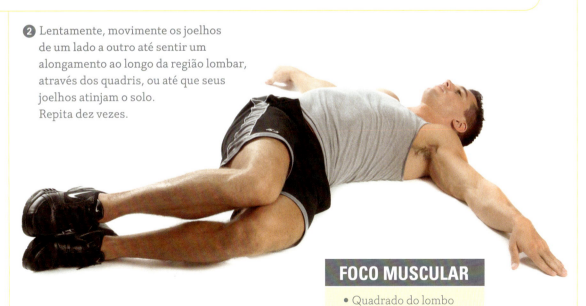

FOCO MUSCULAR
- Quadrado do lombo
- Eretor da espinha
- Oblíquo externo

ALONGAMENTO DO PIRIFORME

ALONGAMENTOS

① Posicione-se em decúbito dorsal, com os joelhos flexionados.

② Coloque o tornozelo esquerdo sobre o joelho direito, apoiando-o sobre a coxa. Posicione ambas as mãos em torno da coxa direita.

③ Puxe suavemente a coxa direita em direção ao tórax até sentir o alongamento nos glúteos. Mantenha a posição durante 15 segundos e troque de lado. Repita a sequência com a perna esquerda.

FAÇA CORRETAMENTE

PROCURE
- Manter os quadris relaxados, de modo que você possa maximizar o alongamento.
- Realizar o alongamento lentamente.

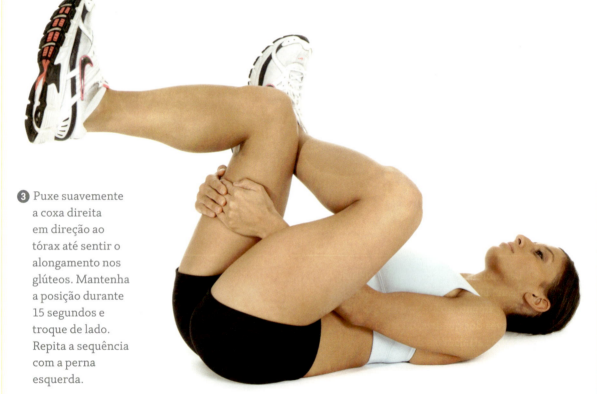

FOCO MUSCULAR
- Piriforme
- Glúteo máximo
- Glúteo médio

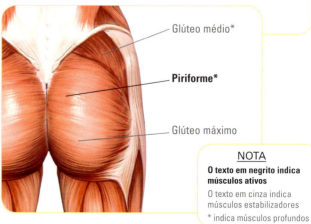

Glúteo médio*

Piriforme*

Glúteo máximo

NOTA
O texto em negrito indica músculos ativos
O texto em cinza indica músculos estabilizadores
* indica músculos profundos

ALONGAMENTOS • 29

ALONGAMENTO DOS QUADRIS

① Em posição sentada, estenda totalmente a perna esquerda na frente do corpo e flexione o joelho direito. Cruze o joelho flexionado sobre o membro estendido e mantenha o pé apoiado contra o solo.

② Coloque o braço esquerdo em torno do joelho flexionado, de modo que você seja capaz de aplicar pressão sobre o membro inferior para rotacionar o tronco. Apoie a mão direita no solo para ter estabilidade.

FAÇA CORRETAMENTE

PROCURE
- Manter o pescoço e os ombros relaxados.
- Aplicar com a mão ativa uma pressão constante sobre o membro inferior.
- Manter o tronco ereto enquanto o traciona simultaneamente com o joelho.

EVITE
- Arquear o tronco.
- Elevar do solo o pé do joelho flexionado.
- Forçar o pescoço enquanto rotaciona o corpo.

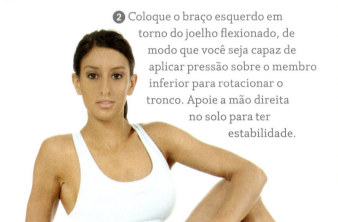

③ Mantendo os quadris alinhados, gire a parte superior da coluna vertebral enquanto empurra o tronco em direção ao joelho.

④ Mantenha a posição por 30 segundos. Retorne lentamente da posição e repita cinco vezes em cada braço.

NOTA
O texto em negrito indica músculos ativos
O texto em cinza indica músculos estabilizadores
* indica músculos profundos

FOCO MUSCULAR
- Oblíquo interno
- Oblíquo externo
- Quadrado do lombo
- Multífido
- Trato iliotibial
- Glúteo máximo
- Glúteo médio
- Piriforme

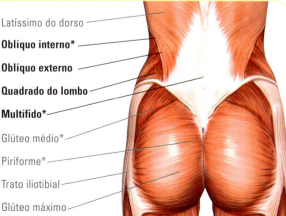

Latíssimo do dorso
Oblíquo interno*
Oblíquo externo
Quadrado do lombo
Multífido*
Glúteo médio*
Piriforme*
Trato iliotibial
Glúteo máximo

ALONGAMENTO DOS MÚSCULOS POSTERIORES DA COXA

ALONGAMENTOS

❶ Coloque-se em decúbito dorsal, com ambos os joelhos flexionados e os pés apoiados contra o solo.

❷ Segure a perna esquerda atrás do joelho e leve o joelho em direção ao tórax.

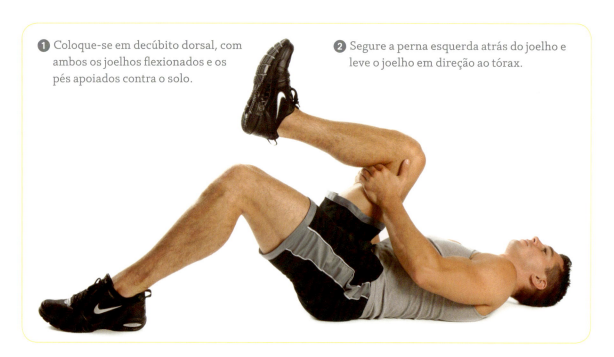

❸ Mantendo o joelho tracionado em direção ao tórax, flexione os dedos dos pés e contraía o quadríceps, de modo que você comece a estender seu joelho.

❹ Retorne o membro do alongamento e aproxime-o do tórax. Repita dez vezes em cada membro.

FOCO MUSCULAR
- Semitendíneo
- Semimembranáceo
- Bíceps femoral
- Glúteo máximo

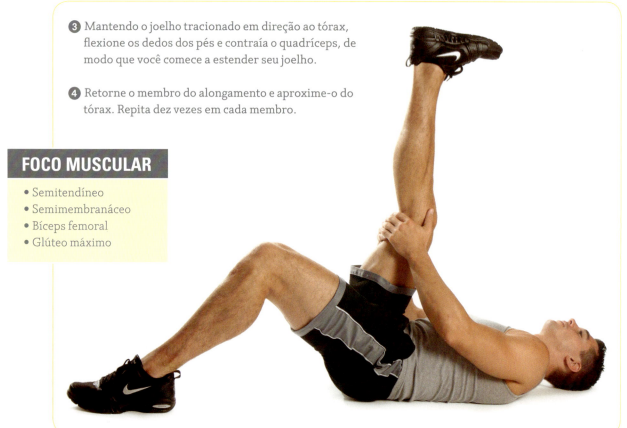

ALONGAMENTOS • 31

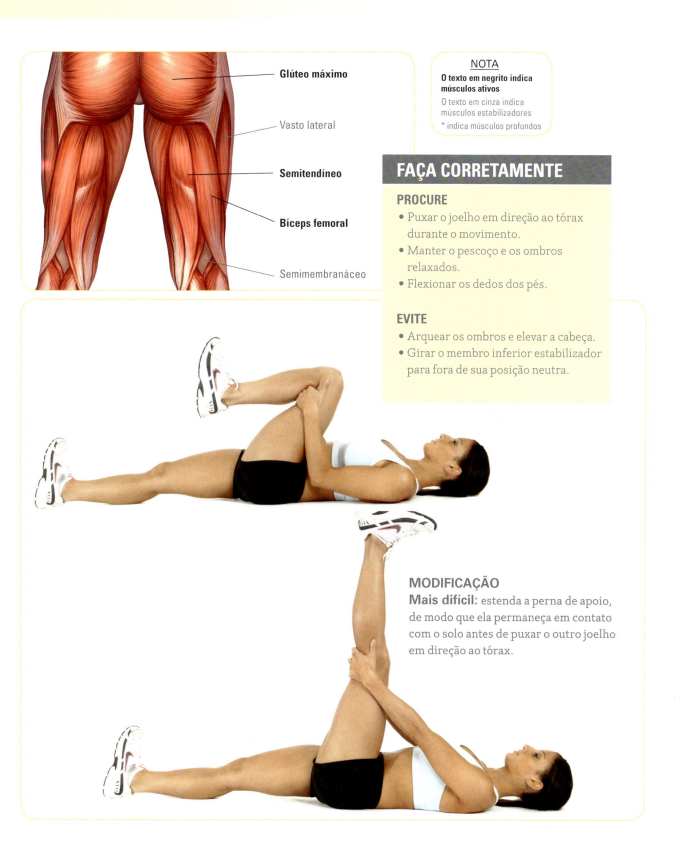

Glúteo máximo

Vasto lateral

Semitendíneo

Bíceps femoral

Semimembranáceo

NOTA
O texto em negrito indica músculos ativos
O texto em cinza indica músculos estabilizadores
* indica músculos profundos

FAÇA CORRETAMENTE

PROCURE
- Puxar o joelho em direção ao tórax durante o movimento.
- Manter o pescoço e os ombros relaxados.
- Flexionar os dedos dos pés.

EVITE
- Arquear os ombros e elevar a cabeça.
- Girar o membro inferior estabilizador para fora de sua posição neutra.

MODIFICAÇÃO
Mais difícil: estenda a perna de apoio, de modo que ela permaneça em contato com o solo antes de puxar o outro joelho em direção ao tórax.

EXERCÍCIOS DE ESTABILIDADE DO CORE

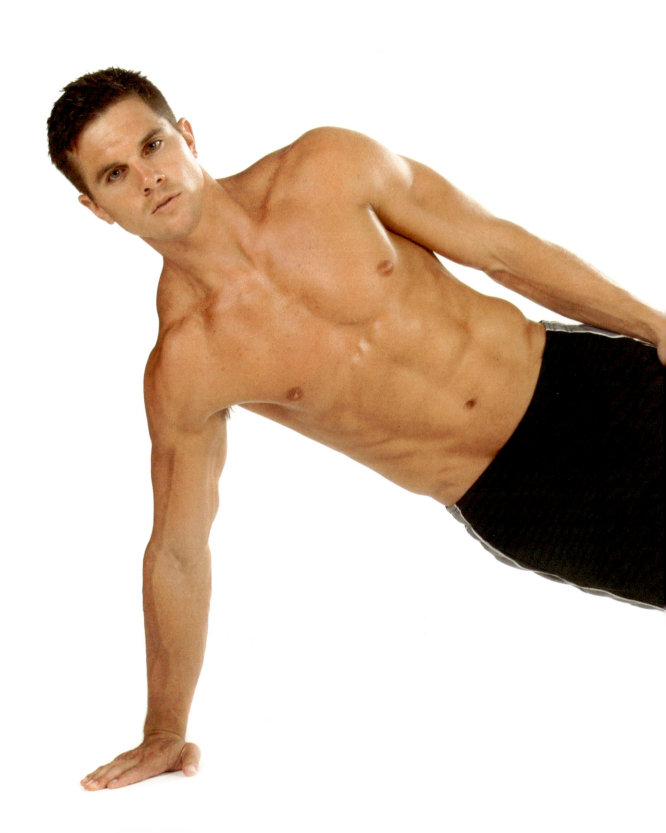

Os termos "estabilidade do core" e "força do core" são frequentemente utilizados, de modo intercambiável, ao se falar de músculos do core. No entanto, são duas coisas bem distintas. O treinamento para estabilidade requer movimento de resistência ao nível da coluna vertebral, por meio da ativação da musculatura abdominal e dos músculos estabilizadores profundos. Isso significa que a coluna vertebral não se move nesses exercícios – o objetivo é manter a posição neutra. O treinamento para força permite movimentos por meio da coluna vertebral lombar em uma tentativa de trabalhar a musculatura abdominal e os músculos estabilizadores profundos, frequentemente de um modo isolado como, por exemplo, ao realizar flexões abdominais. Quando o fortalecimento tiver como objetivo a estabilidade do núcleo do corpo, você estará, essencialmente, tentando aumentar a força e a resistência do núcleo do corpo, assim como estará ganhando o controle muscular necessário para realizar cada exercício corretamente.

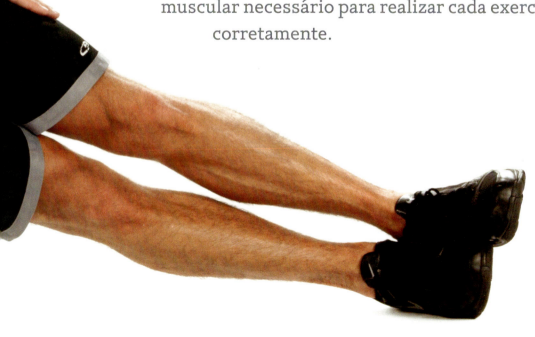

PEQUENOS PASSOS

ESTABILIDADE DO CORE

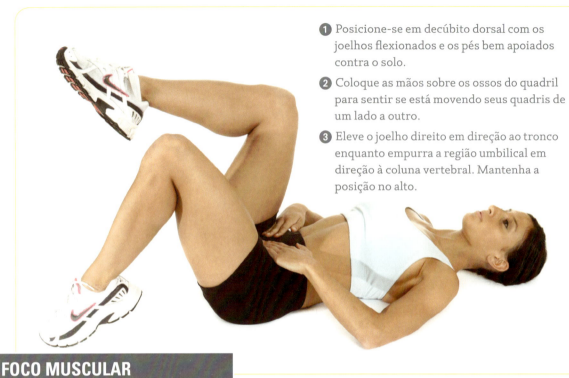

1. Posicione-se em decúbito dorsal com os joelhos flexionados e os pés bem apoiados contra o solo.
2. Coloque as mãos sobre os ossos do quadril para sentir se está movendo seus quadris de um lado a outro.
3. Eleve o joelho direito em direção ao tronco enquanto empurra a região umbilical em direção à coluna vertebral. Mantenha a posição no alto.

FOCO MUSCULAR

- Reto do abdome
- Reto femoral
- Tensor da fáscia lata
- Glúteo máximo
- Transverso do abdome
- Oblíquo interno

4. Enquanto você continua a empurrar a região umbilical em direção à coluna vertebral, desça a perna direita até o solo, controlando qualquer movimento dos quadris.
5. Alterne as pernas para completar o movimento total. Repita seis a oito vezes.

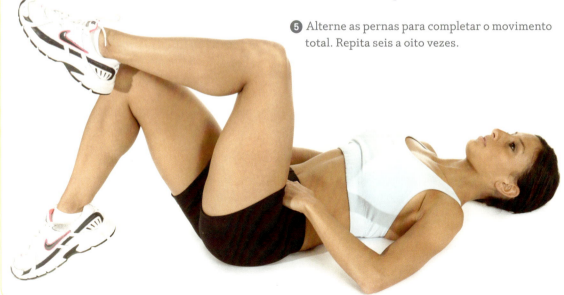

ESTABILIDADE DO CORE • 35

GUIA DO EXERCÍCIO

ALVO
- Abdominais inferiores

BENEFÍCIOS
- Desenvolve a estabilidade da região abdominal inferior, protegendo os quadris e a região lombar

NÃO ACONSELHÁVEL EM CASO DE
- Dor lombar aguda, que irradia para as pernas

FAÇA CORRETAMENTE

PROCURE
- Empurrar a região umbilical em direção à coluna vertebral durante o exercício.

EVITE
- Permitir a movimentação para trás e para a frente durante a movimentação das pernas.

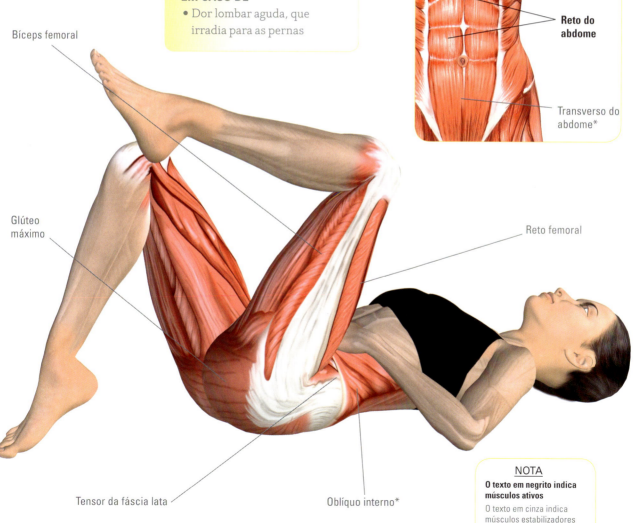

- Bíceps femoral
- Glúteo máximo
- Tensor da fáscia lata
- Oblíquo interno*
- Reto femoral
- **Reto do abdome**
- Transverso do abdome*

NOTA
O texto em negrito indica músculos ativos
O texto em cinza indica músculos estabilizadores
* indica músculos profundos

ESTABILIDADE DO CORE

PRANCHA COM DESLIZAMENTO

FAÇA CORRETAMENTE

PROCURE
- Manter a coluna vertebral e as pernas estendidas.
- Realizar um movimento lento e estável.
- Manter os abdominais contraídos.

EVITE
- Flexionar os joelhos ou a coluna vertebral.
- Permitir que os cotovelos se flexionem.

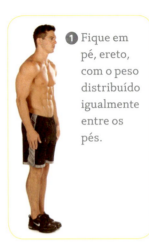

❶ Fique em pé, ereto, com o peso distribuído igualmente entre os pés.

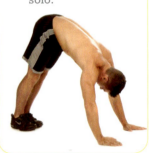

❷ Relaxando o pescoço, flexione a cintura e leve as mãos em direção ao solo. Coloque-as em frente aos pés, de modo que estejam planas no solo.

❸ Ande com as mãos para longe dos pés até o seu corpo atingir uma posição de prancha, formando uma linha reta dos seus ombros até os calcanhares.

GUIA DO EXERCÍCIO

ALVO
- Músculos peitorais
- Músculos do braço

BENEFÍCIOS
- Estabiliza o core
- Fortalece os abdominais

NÃO ACONSELHÁVEL EM CASO DE
- Dor no punho
- Problemas no ombro
- Dor na região lombar

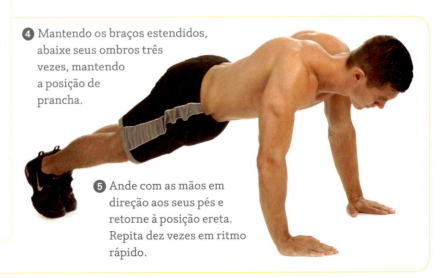

❹ Mantendo os braços estendidos, abaixe seus ombros três vezes, mantendo a posição de prancha.

❺ Ande com as mãos em direção aos seus pés e retorne à posição ereta. Repita dez vezes em ritmo rápido.

ESTABILIDADE DO CORE • 37

MODIFICAÇÃO

Mais fácil: deslize até a posição de prancha, apoiado sobre os cotovelos em vez de se apoiar sobre as mãos. Apoiando o tronco com os antebraços e se mantendo na posição de prancha, eleve e desça o corpo três vezes.

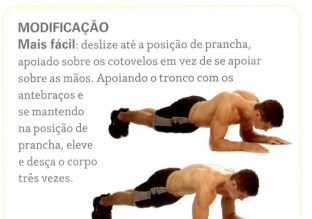

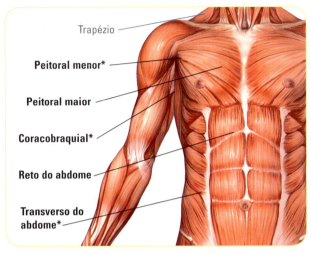

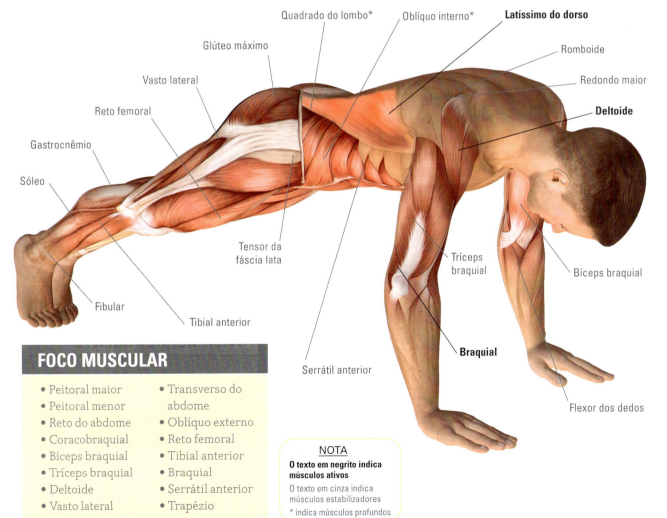

FOCO MUSCULAR

- Peitoral maior
- Peitoral menor
- Reto do abdome
- Coracobraquial
- Bíceps braquial
- Tríceps braquial
- Deltoide
- Vasto lateral
- Transverso do abdome
- Oblíquo externo
- Reto femoral
- Tibial anterior
- Braquial
- Serrátil anterior
- Trapézio

NOTA

O texto em negrito indica músculos ativos

O texto em cinza indica músculos estabilizadores

* indica músculos profundos

ROTAÇÃO DA COLUNA VERTEBRAL

ESTABILIDADE DO CORE

① Sentado ao solo, com as costas eretas, estenda os membros inferiores à sua frente, com eles afastados a uma distância levemente superior à largura dos quadris.

② Eleve o corpo o máximo possível a partir da base da coluna vertebral. Mantenha os quadris em contato com o solo.

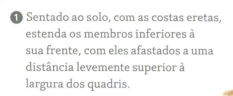

GUIA DO EXERCÍCIO

ALVO
- Flexibilidade das costas

BENEFÍCIOS
- Fortalece e alonga o tronco

NÃO ACONSELHÁVEL EM CASO DE
- Dor nas costas. Se os isquiotibiais estiverem muito tensos, impedindo que você permaneça sentado ereto, coloque uma toalha sob os glúteos e flexione levemente os joelhos.

③ Eleve os quadris para cima e para baixo enquanto traciona os abdominais inferiores. Gire a cintura para a esquerda, mantendo os quadris em ângulo reto e apoiados contra o solo.

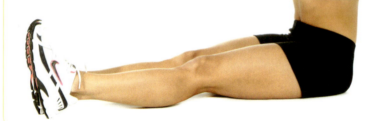

④ Retorne lentamente ao centro.

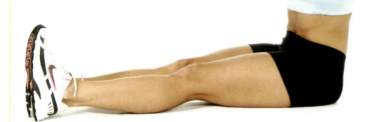

FAÇA CORRETAMENTE

PROCURE
- Girar o tronco ao longo do eixo central do seu corpo.
- Manter os membros superiores paralelos ao solo.

EVITE
- Permitir que os quadris percam o contato com o solo.

ESTABILIDADE DO CORE • 39

⑤ Eleve os quadris para cima e para baixo novamente, rodando na outra direção.

⑥ Retorne ao centro. Repita três vezes em cada direção.

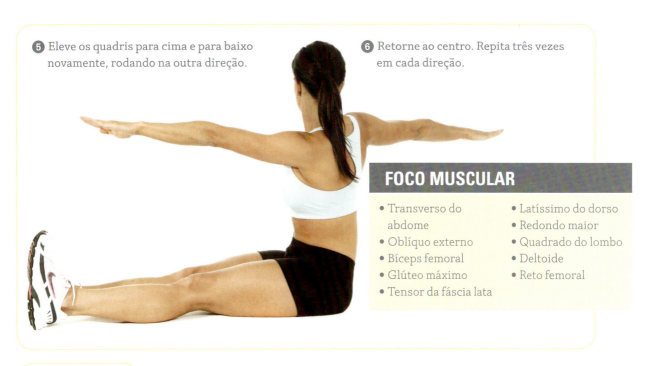

FOCO MUSCULAR

- Transverso do abdome
- Oblíquo externo
- Bíceps femoral
- Glúteo máximo
- Tensor da fáscia lata
- Latíssimo do dorso
- Redondo maior
- Quadrado do lombo
- Deltoide
- Reto femoral

NOTA
O texto em negrito indica músculos ativos
O texto em cinza indica músculos estabilizadores
* indica músculos profundos

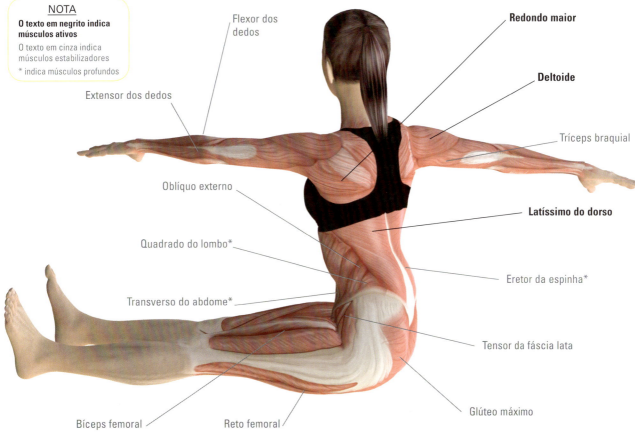

CÍRCULOS COM UM MEMBRO INFERIOR

ESTABILIDADE DO CORE

① Posicione-se em decúbito dorsal, tanto com as pernas como com os braços estendidos.

② Flexione o joelho direito em direção ao tronco e, em seguida, alongue a perna em direção ao teto. Permaneça com o resto do seu corpo ao solo, estendendo ambos os joelhos e empurrando os ombros para trás e para baixo.

FOCO MUSCULAR
- Reto do abdome
- Oblíquo externo
- Reto femoral
- Bíceps femoral
- Tríceps braquial
- Glúteo máximo
- Adutor magno
- Vasto lateral
- Vasto medial
- Tensor da fáscia lata

③ Cruze a perna elevada através do seu corpo, apontando-a para o ombro esquerdo. Continue a realizar um círculo com a perna elevada, retornando para o centro. Aumente a ênfase do movimento ao deixá-la no alto entre as repetições.

④ Mude de direção para apontar a perna para longe do seu corpo. Repita com a outra perna. Realize o movimento completo cinco a oito vezes.

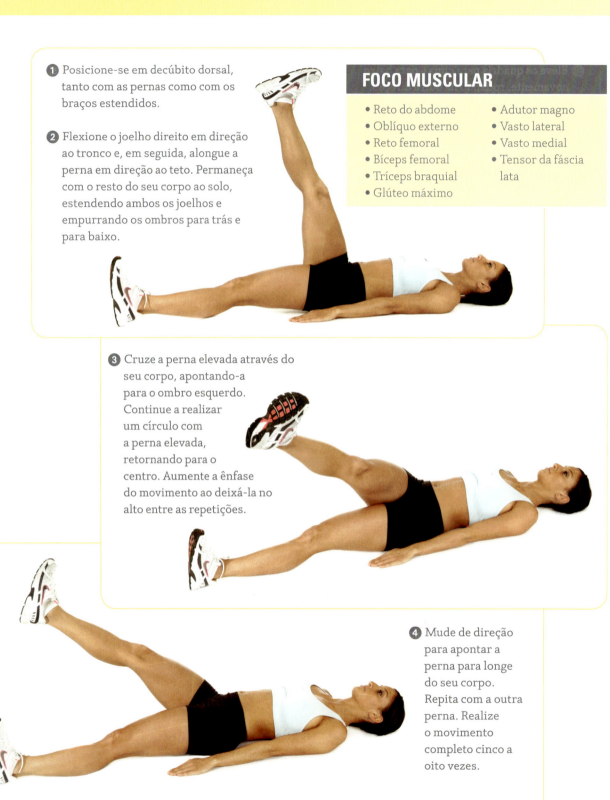

ESTABILIDADE DO CORE • 41

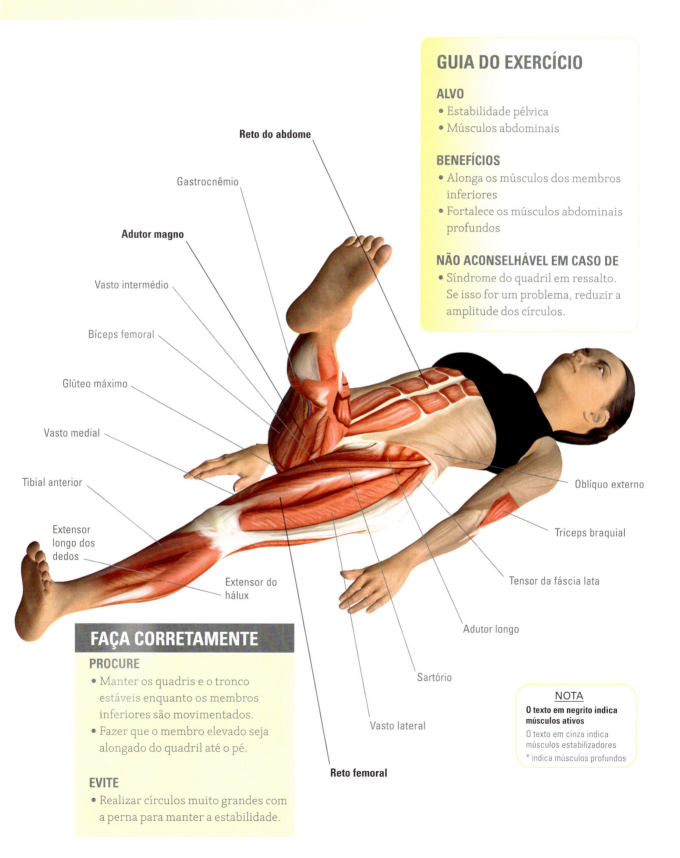

GUIA DO EXERCÍCIO

ALVO
- Estabilidade pélvica
- Músculos abdominais

BENEFÍCIOS
- Alonga os músculos dos membros inferiores
- Fortalece os músculos abdominais profundos

NÃO ACONSELHÁVEL EM CASO DE
- Síndrome do quadril em ressalto. Se isso for um problema, reduzir a amplitude dos círculos.

FAÇA CORRETAMENTE

PROCURE
- Manter os quadris e o tronco estáveis enquanto os membros inferiores são movimentados.
- Fazer que o membro elevado seja alongado do quadril até o pé.

EVITE
- Realizar círculos muito grandes com a perna para manter a estabilidade.

NOTA
O texto em negrito indica músculos ativos
O texto em cinza indica músculos estabilizadores
* indica músculos profundos

BALANÇO PARA TRÁS

ESTABILIDADE DO CORE

❶ Ajoelhe-se com as costas eretas e os joelhos distanciados, alinhado ao quadril, um do outro. Os braços devem ser mantidos lateralmente ao corpo. Contraia os músculos abdominais, levando a região umbilical em direção à coluna vertebral.

❷ Incline-se para trás, mantendo os quadris abertos e alinhados com os ombros, alongando a face anterior das coxas.

❸ Após ter-se inclinado para trás o máximo possível, contraia as nádegas e, lentamente, retorne o corpo de volta à posição ereta. Repita quatro a cinco vezes.

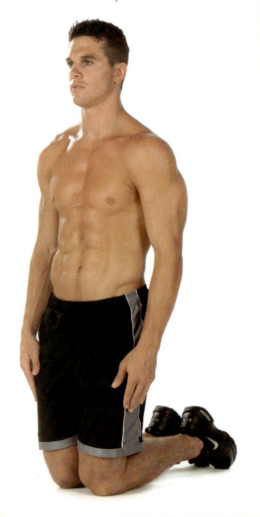

FOCO MUSCULAR
- Reto do abdome
- Reto femoral
- Vasto intermédio
- Vasto medial
- Tensor da fáscia lata
- Glúteo máximo
- Adutor magno
- Sartório
- Bíceps femoral
- Oblíquo interno

FAÇA CORRETAMENTE

PROCURE
- Formar uma linha reta entre o tronco e os joelhos.
- Trabalhar os abdominais para controlar os movimentos.
- Contrair os glúteos.

EVITE
- Balançar-se muito para trás, a ponto de não conseguir retornar à posição inicial.
- Flexionar os quadris.

ESTABILIDADE DO CORE • 43

GUIA DO EXERCÍCIO

ALVO
- Quadríceps
- Abdominais

BENEFÍCIOS
- Alonga as coxas
- Fortalece os músculos abdominais
- Aumenta a amplitude de movimento da porção anterior do tornozelo

NOTA
O texto em negrito indica músculos ativos
O texto em cinza indica músculos estabilizadores
* indica músculos profundos

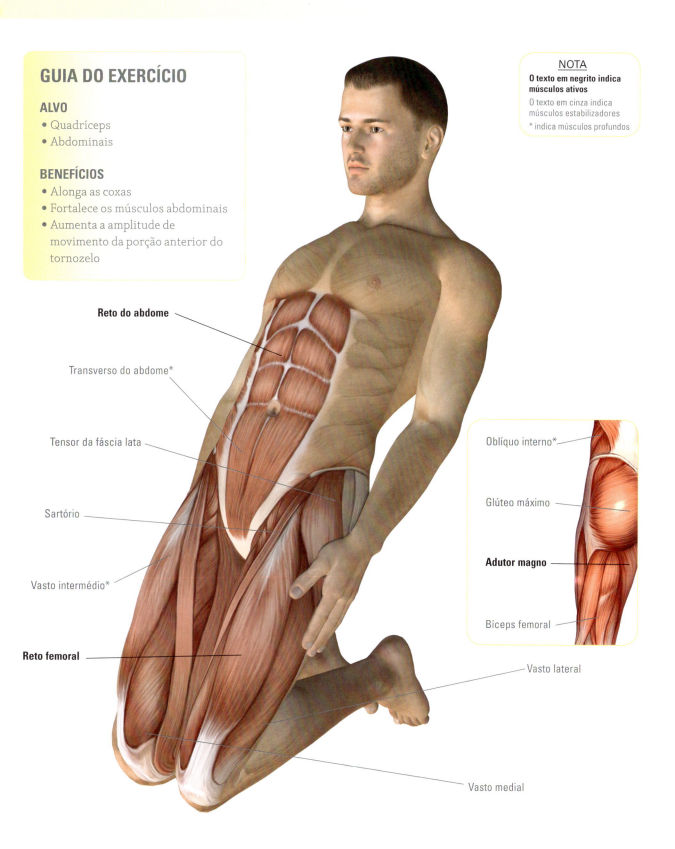

EXTENSÃO LOMBAR DE QUATRO APOIOS

ESTABILIDADE DO CORE

① Na posição de quatro apoios, contraia os músculos abdominais, levando a região umbilical em direção à coluna vertebral.

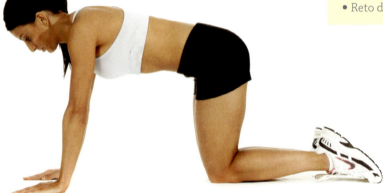

FOCO MUSCULAR

- Glúteo máximo
- Bíceps femoral
- Glúteo médio
- Deltoide
- Adutor magno
- Reto do abdome
- Transverso do abdome
- Oblíquo interno
- Tensor da fáscia lata
- Adutor longo
- Reto femoral

FAÇA CORRETAMENTE

PROCURE
- Realizar um movimento lento e estável para diminuir a rotação pélvica.

EVITE
- Inclinar a pelve durante o movimento – deslize a perna ao longo da superfície de apoio antes de elevá-la.
- Permitir que as costas permaneçam em posição "arqueada".

② Lentamente, eleve o braço direito e estenda a perna esquerda, sempre mantendo o tronco imóvel. Estenda o braço e a perna até que ambos fiquem paralelos ao solo, criando uma longa linha com o seu corpo. Não permita que a pelve flexione ou gire.

③ Retorne o braço e a perna às posições iniciais.

④ Repita a sequência no outro lado, alternando os lados seis vezes.

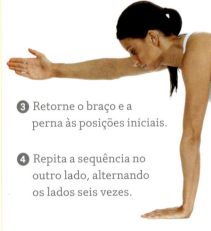
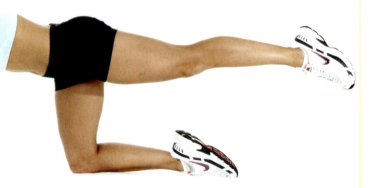

ESTABILIDADE DO CORE • 45

MODIFICAÇÃO
Mais difícil: em vez de se ajoelhar, coloque-se na posição de prancha para iniciar o movimento e, em seguida, eleve o braço e a perna opostos.

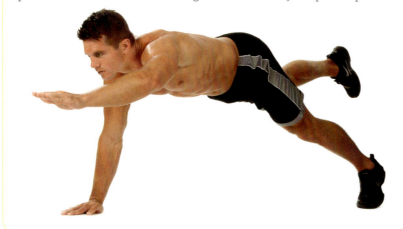

GUIA DO EXERCÍCIO

ALVO
- Estabilidade do core
- Músculos estabilizadores pélvicos
- Músculos extensores do quadril
- Músculos oblíquos

BENEFÍCIOS
- Tonifica os braços, as pernas e os músculos abdominais

NÃO ACONSELHÁVEL EM CASO DE
- Dor no punho
- Dor na região lombar
- Dor no joelho ao se ajoelhar
- Incapacidade de estabilizar a coluna vertebral no movimento dos membros inferiores

NOTA
O texto em negrito indica músculos ativos
O texto em cinza indica músculos estabilizadores
* indica músculos profundos

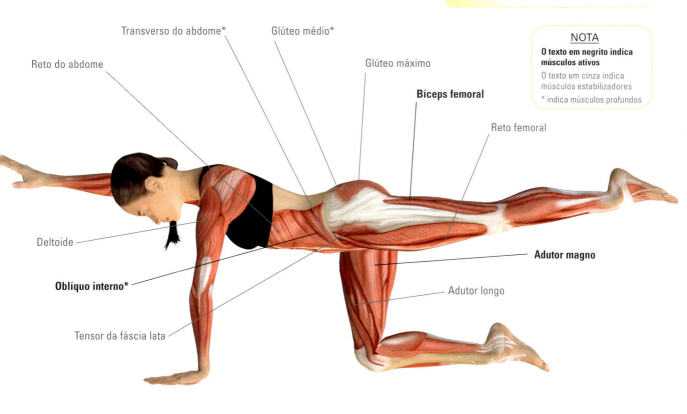

PRANCHA LATERAL

ESTABILIDADE DO CORE

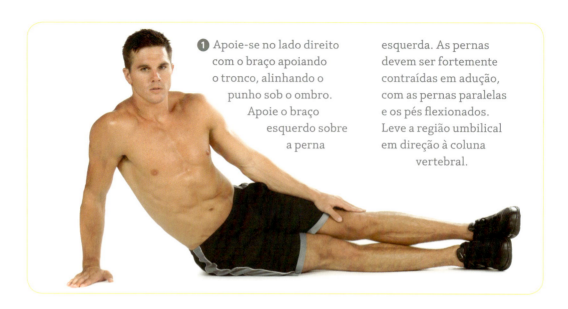

① Apoie-se no lado direito com o braço apoiando o tronco, alinhando o punho sob o ombro. Apoie o braço esquerdo sobre a perna esquerda. As pernas devem ser fortemente contraídas em adução, com as pernas paralelas e os pés flexionados. Leve a região umbilical em direção à coluna vertebral.

FOCO MUSCULAR

- Reto do abdome
- Oblíquo interno
- Oblíquo externo
- Adutor magno
- Peitoral maior
- Peitoral menor
- Tríceps braquial
- Glúteo médio

GUIA DO EXERCÍCIO

ALVO
- Músculos abdutores e adutores da coxa
- Latíssimo do dorso

BENEFÍCIOS
- Estabiliza a coluna vertebral em posição neutra com o apoio da cintura escapular

NÃO ACONSELHÁVEL EM CASO DE
- Lesão do manguito rotador
- Problemas na região do pescoço

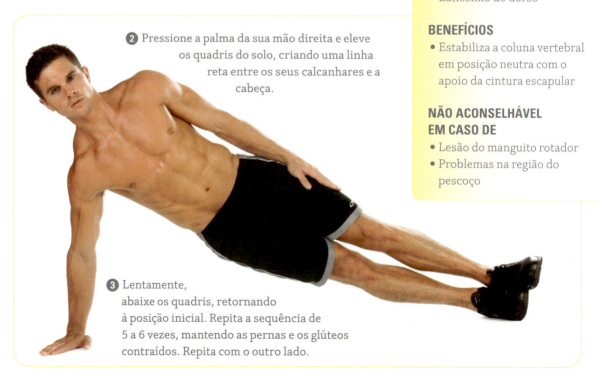

② Pressione a palma da sua mão direita e eleve os quadris do solo, criando uma linha reta entre os seus calcanhares e a cabeça.

③ Lentamente, abaixe os quadris, retornando à posição inicial. Repita a sequência de 5 a 6 vezes, mantendo as pernas e os glúteos contraídos. Repita com o outro lado.

ESTABILIDADE DO CORE • 47

NOTA
O texto em negrito indica músculos ativos
O texto em cinza indica músculos estabilizadores
* indica músculos profundos

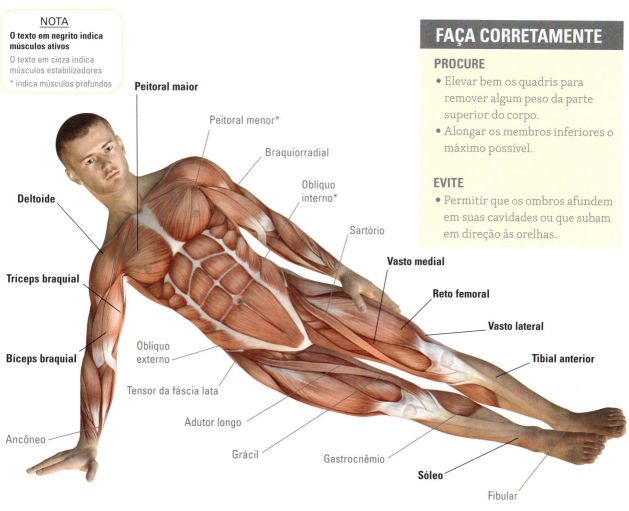

FAÇA CORRETAMENTE

PROCURE
- Elevar bem os quadris para remover algum peso da parte superior do corpo.
- Alongar os membros inferiores o máximo possível.

EVITE
- Permitir que os ombros afundem em suas cavidades ou que subam em direção às orelhas.

Empurre o antebraço para elevar o corpo na posição de prancha lateral.

MODIFICAÇÃO
Mais fácil: em vez de apoiar o tronco com o braço estendido, flexione o cotovelo de modo que ele fique alinhado abaixo do seu ombro.

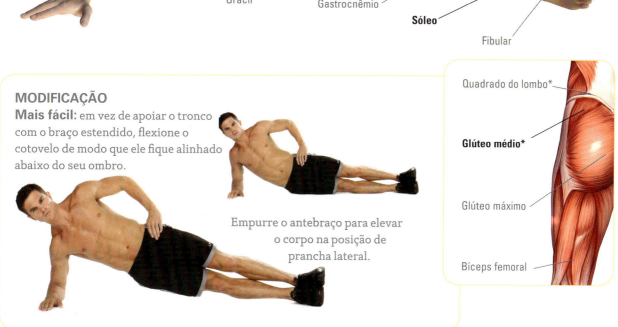

PASSADA À FRENTE OU *HIGH LUNGE*

ESTABILIDADE DO CORE

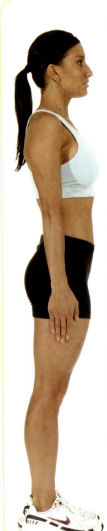

① Em pé, na posição ereta, mova o pé direito para frente e o flexione ao nível dos quadris, levando as mãos até as laterais do seu pé.

② Leve o pé esquerdo para trás, mantendo as pernas alinhadas aos quadris. Mantenha a ponta do pé direito em contato com o solo.

③ Empurre a ponta do pé direito apoiado contra o solo, contraia os músculos da coxa e os pressione para manter a perna esquerda em posição estendida. Mantenha a posição por cinco a seis segundos.

FAÇA CORRETAMENTE

PROCURE
- Alongar a coluna vertebral, mantendo a posição adequada dos ombros e de toda a parte superior do corpo.

EVITE
- Baixar o joelho estendido até o solo.

FOCO MUSCULAR
- Bíceps femoral
- Adutor longo
- Adutor magno
- Gastrocnêmio
- Tibial posterior
- Iliopsoas
- Reto femoral

GUIA DO EXERCÍCIO

ALVO
- Pernas
- Músculos abdominais

BENEFÍCIOS
- Alonga a virilha
- Fortalece os músculos abdominais, as pernas e os braços

NÃO ACONSELHÁVEL EM CASO DE
- Lesão de quadril
- Hipertensão ou hipotensão arterial

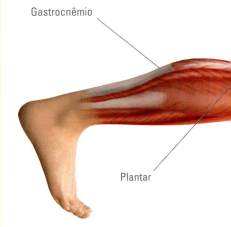

Vasto lateral
Gastrocnêmio
Plantar

ESTABILIDADE DO CORE • 49

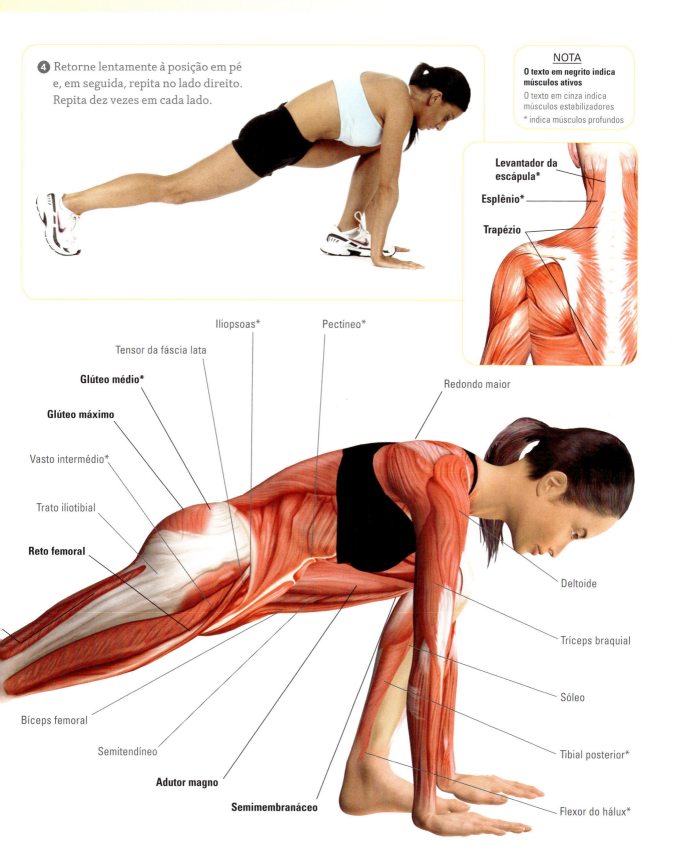

④ Retorne lentamente à posição em pé e, em seguida, repita no lado direito. Repita dez vezes em cada lado.

NOTA
O texto em negrito indica músculos ativos
O texto em cinza indica músculos estabilizadores
* indica músculos profundos

PONTE COM FLEXÃO UNILATERAL DO QUADRIL

ESTABILIDADE DO CORE

FOCO MUSCULAR
- Glúteo médio
- Glúteo máximo
- Reto do abdome
- Transverso do abdome
- Quadrado do lombo
- Bíceps femoral
- Iliopsoas
- Reto femoral
- Sartório
- Tensor da fáscia lata
- Pectíneo
- Adutor longo
- Grácil

① Coloque-se em decúbito dorsal ao solo, com os braços estendidos, nas laterais do corpo, em direção aos pés. As pernas devem estar flexionadas, com os pés apoiados contra o solo.

② Eleve os quadris e a coluna vertebral do solo, criando uma longa linha dos joelhos até os ombros. Transfira o peso do corpo para os pés.

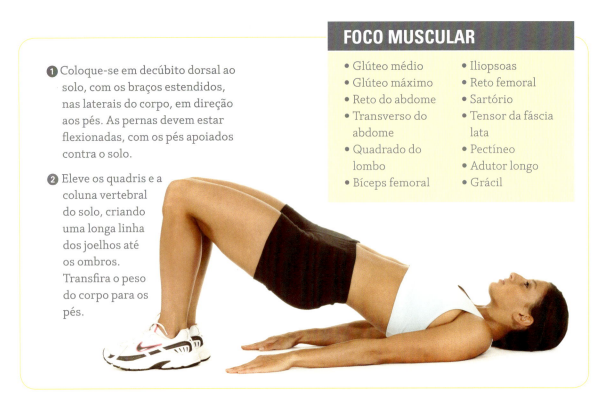

③ Mantendo as pernas flexionadas, leve o joelho esquerdo em direção ao tronco.

④ Abaixe a perna esquerda até que os dedos dos pés toquem o solo. Mantenha a pelve alinhada.

⑤ Leve novamente o joelho esquerdo em direção ao tronco. Repita a sequência quatro a cinco vezes.

⑥ Abaixe a perna esquerda até tocar o solo. Troque pela perna direita e repita o exercício. Repita a sequência quatro a cinco vezes.

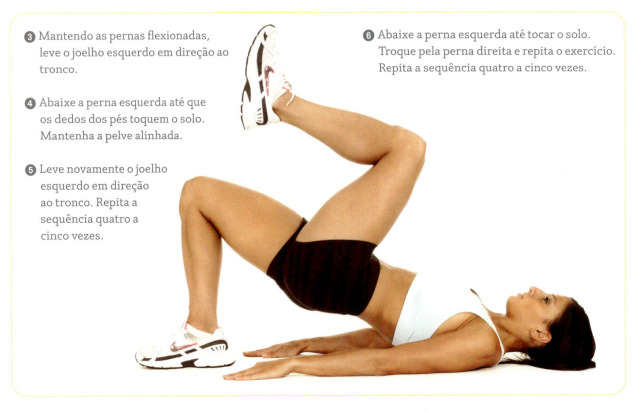

ESTABILIDADE DO CORE • 51

FAÇA CORRETAMENTE

PROCURE
- Manter os quadris e o tronco estáveis durante o exercício. Caso necessário, apoie-se com as mãos atrás dos quadris logo que estiver na posição de ponte.
- Manter os glúteos firmemente contraídos enquanto você contrai os abdominais para permanecer estável.

EVITE
- Permitir que as suas costas realizem o trabalho, estendendo-se a partir dos quadris.
- Elevar muito os quadris, a ponto de seu peso ser desviado para o seu pescoço.

GUIA DO EXERCÍCIO

ALVO
- Músculos extensores do quadril
- Músculos abdominais

BENEFÍCIOS
- Aumenta a estabilidade pélvica e da coluna vertebral
- Melhora a resistência do flexor do quadril

NÃO ACONSELHÁVEL EM CASO DE
- Problemas na região do pescoço
- Lesão no joelho

> **NOTA**
> **O texto em negrito indica músculos ativos**
> O texto em cinza indica músculos estabilizadores
> * indica músculos profundos

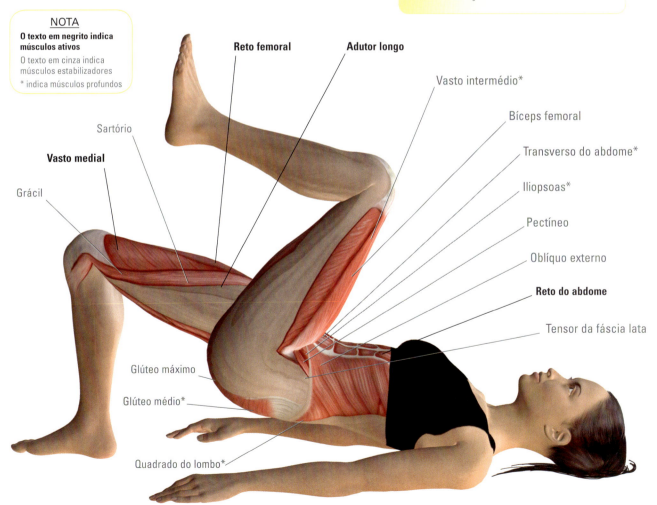

FLEXÃO DE BRAÇO

ESTABILIDADE DO CORE

❶ Em pé, na posição ereta, inspire e contraia a região umbilical em direção à coluna vertebral.

❷ Expire enquanto flexiona lentamente o tronco até suas mãos tocarem o solo à sua frente.

FOCO MUSCULAR

- Tríceps braquial
- Peitoral maior
- Peitoral menor
- Coracobraquial
- Deltoide
- Reto do abdome
- Transverso do abdome
- Oblíquo externo
- Oblíquo interno
- Trapézio

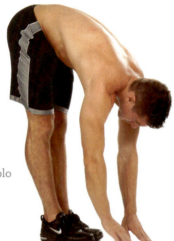

❸ Caminhe com as mãos até elas ficarem diretamente abaixo dos ombros, na posição de prancha.

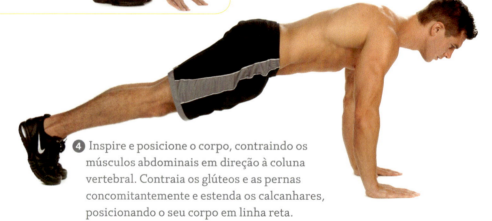

❹ Inspire e posicione o corpo, contraindo os músculos abdominais em direção à coluna vertebral. Contraia os glúteos e as pernas concomitantemente e estenda os calcanhares, posicionando o seu corpo em linha reta.

❺ Expire e inspire enquanto flexiona os cotovelos e abaixa o corpo em direção ao solo. Em seguida, impulsione-se para cima para retornar à posição de prancha. Mantenha os cotovelos próximos ao corpo. Repita oito vezes.

❻ Inspire enquanto você eleva os quadris, e caminhe com as mãos de volta em direção aos pés. Expire lentamente, flexionando o tronco até retornar à posição inicial. Repita todo o exercício três vezes.

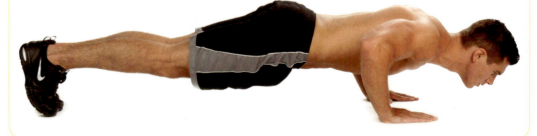

ESTABILIDADE DO CORE • 53

GUIA DO EXERCÍCIO

ALVO
- Músculos peitorais
- Tríceps

BENEFÍCIOS
- Fortalece os estabilizadores do core, os ombros, as costas, os glúteos e os músculos peitorais

NÃO ACONSELHÁVEL EM CASO DE
- Problemas no ombro
- Dor no punho
- Dor na região lombar

FAÇA CORRETAMENTE

PROCURE
- Manter o pescoço alongado e relaxado enquanto realiza as flexões.
- Manter os glúteos firmemente contraídos enquanto contrai os abdominais para maior estabilidade.

EVITE
- Permitir que os ombros se elevem em direção às orelhas.

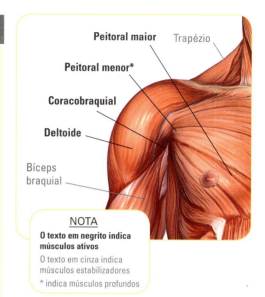

NOTA
O texto em negrito indica músculos ativos
O texto em cinza indica músculos estabilizadores
* indica músculos profundos

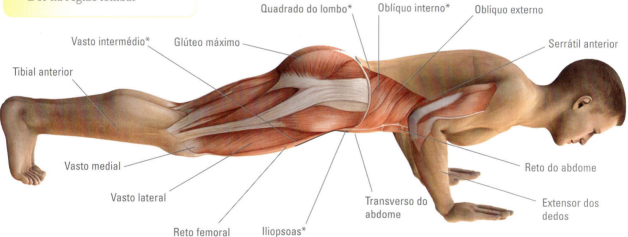

MODIFICAÇÕES

Mais fácil: ajoelhe-se com as mãos apoiadas contra o solo à sua frente, apoiando o seu tronco. Mantendo os quadris abertos, flexione e estenda os cotovelos como se você fosse realizar uma flexão de braço.

Mais difícil: posicione suas mãos, na largura dos ombros, sobre uma bola de exercícios. Com as pontas dos pés apoiadas contra o solo atrás de você, complete o movimento de flexão enquanto mantém a estabilidade sobre a bola.

Mais difícil: posicione as pontas dos pés no alto de uma bola de exercícios enquanto apoia o corpo com as mãos apoiadas contra o solo à sua frente. Utilize os músculos abdominais para manter o seu corpo em uma linha reta e em equilíbrio enquanto você completa a flexão de braço.

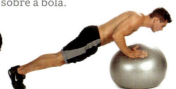
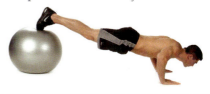

MERGULHO NA CADEIRA

ESTABILIDADE DO CORE

① Sente-se ereto na frente de uma cadeira firme. Coloque as mãos ao lado dos seus quadris, envolvendo a borda da cadeira com os dedos.

② Estenda as pernas levemente à sua frente e apoie bem os pés contra o solo.

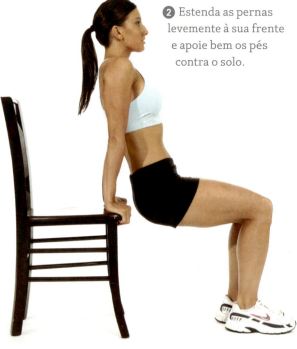

FAÇA CORRETAMENTE

PROCURE
- Manter o corpo próximo à cadeira.
- Manter a coluna vertebral em posição neutra durante o movimento.

EVITE
- Permitir que os ombros se elevem em direção às orelhas.
- Mover os pés.
- Dobrar as costas sob os quadris.
- Empurrar somente com os pés, em vez de utilizar a força dos braços.

③ Movimente o corpo a partir da borda da cadeira até os joelhos ficarem alinhados diretamente acima dos seus pés e o tronco se afastar da cadeira enquanto você desce.

④ Flexionando os cotovelos diretamente atrás de você, sem desviá-los lateralmente, abaixe o tronco até que seus cotovelos formem um ângulo de 90 graus.

⑤ Empurre-se contra a cadeira, elevando o seu corpo de volta à posição inicial. Repita quinze vezes para duas séries.

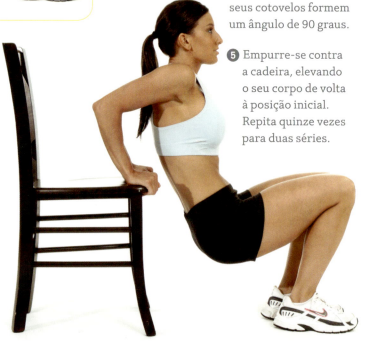

GUIA DO EXERCÍCIO

ALVO
- Tríceps
- Ombros e estabilizadores do core

BENEFÍCIOS
- Fortalece a cintura escapular
- Treina o tronco a permanecer estável enquanto as pernas e os braços estão em movimento

NÃO ACONSELHÁVEL EM CASO DE
- Dor no ombro
- Dor no punho

ESTABILIDADE DO CORE • 55

FOCO MUSCULAR

- Reto do abdome
- Tríceps braquial
- Deltoide
- Peitoral maior
- Peitoral menor
- Latíssimo do dorso

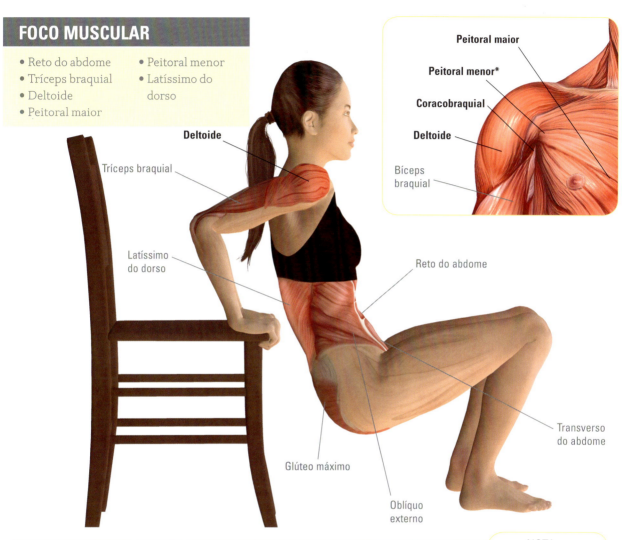

NOTA
O texto em negrito indica músculos ativos
O texto em cinza indica músculos estabilizadores
* indica músculos profundos

MODIFICAÇÃO
Mais difícil:
mantendo os joelhos contraídos e juntos, realize os mergulhos com uma perna elevada e estendida, paralela ao solo. Repita quinze vezes em cada lado.

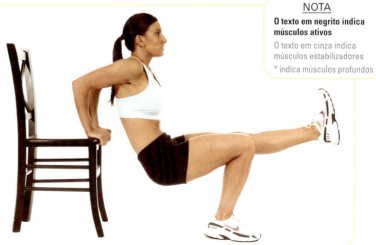

VOADOR COM TOALHA

ESTABILIDADE DO CORE

① Coloque uma toalha no solo, à sua frente. Coloque-se na posição de prancha, com os cotovelos totalmente estendidos e a toalha sob suas mãos.

FOCO MUSCULAR
- Deltoide
- Peitoral maior
- Peitoral menor
- Coracobraquial

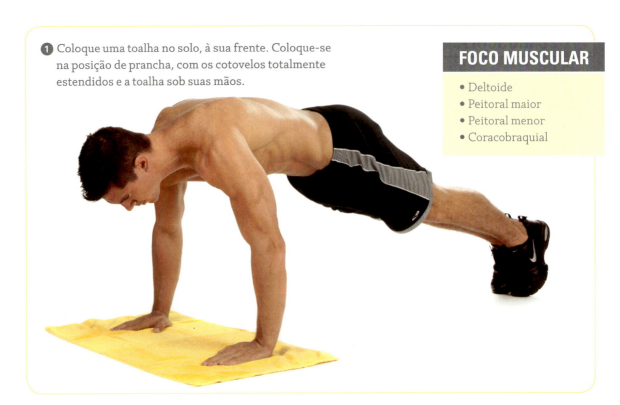

② Mantendo uma posição de prancha rígida e colocando seu peso nos calcanhares, aproxime as mãos. A toalha deve agrupar-se abaixo do seu esterno.

③ Estique a toalha pressionando os braços para fora, retornando à posição inicial. Repita dez vezes.

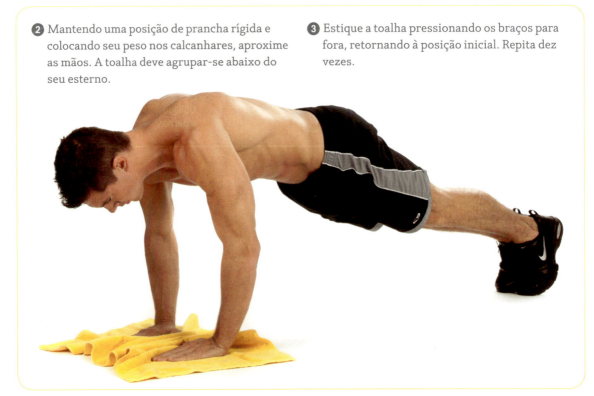

ESTABILIDADE DO CORE • 57

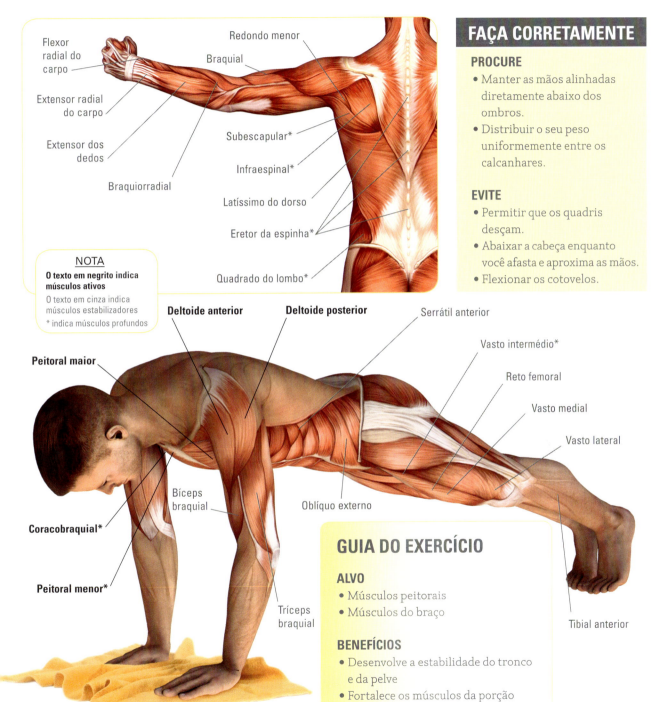

FAÇA CORRETAMENTE

PROCURE
- Manter as mãos alinhadas diretamente abaixo dos ombros.
- Distribuir o seu peso uniformemente entre os calcanhares.

EVITE
- Permitir que os quadris desçam.
- Abaixar a cabeça enquanto você afasta e aproxima as mãos.
- Flexionar os cotovelos.

NOTA
O texto em negrito indica músculos ativos
O texto em cinza indica músculos estabilizadores
* indica músculos profundos

GUIA DO EXERCÍCIO

ALVO
- Músculos peitorais
- Músculos do braço

BENEFÍCIOS
- Desenvolve a estabilidade do tronco e da pelve
- Fortalece os músculos da porção superior do tronco

NÃO ACONSELHÁVEL EM CASO DE
- Dor no ombro
- Dor no pescoço
- Dor na região lombar

ELEVAÇÃO DA PERNA UNIPODAL

ESTABILIDADE DO CORE

① Fique em pé, com os pés igualmente equilibrados sobre o solo e com os ombros relaxados, mas retraídos para trás. Transfira o seu peso sobre o pé direito.

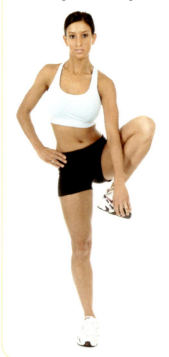

② Eleve a perna esquerda em direção ao peito, flexionando-o sobre seu joelho esquerdo. Segure os dedos dos seus pés com a mão esquerda. Descanse a mão direita no quadril esquerdo.

③ Estenda a perna esquerda alongando-a, enquanto puxa o pé, alinhando a perna estendida ao tronco.

④ Fixe o olhar em um ponto no solo a aproximadamente um corpo a sua frente. Flexione o pé de modo que os dedos do pé se flexionem em sua direção. Mantenha a posição por cinco segundos.

⑤ Abaixe o pé até o chão e repita cinco vezes em cada lado.

FOCO MUSCULAR
- Reto femoral
- Vasto lateral
- Vasto medial
- Pronador redondo
- Flexor radial do carpo
- Palmar longo
- Bíceps femoral
- Semitendíneo
- Semimembranáceo
- Quadrado do lombo
- Piriforme
- Gêmeo superior
- Gêmeo inferior
- Tibial anterior
- Grácil
- Glúteo máximo

GUIA DO EXERCÍCIO

ALVO
- Estabilidade das pernas
- Músculos abdominais

BENEFÍCIOS
- Fortalece as pernas e os tornozelos
- Alonga a parte posterior das pernas
- Melhora o equilíbrio

NÃO ACONSELHÁVEL EM CASO DE
- Lesão no tornozelo
- Lesão na região lombar

ESTABILIDADE DO CORE • 59

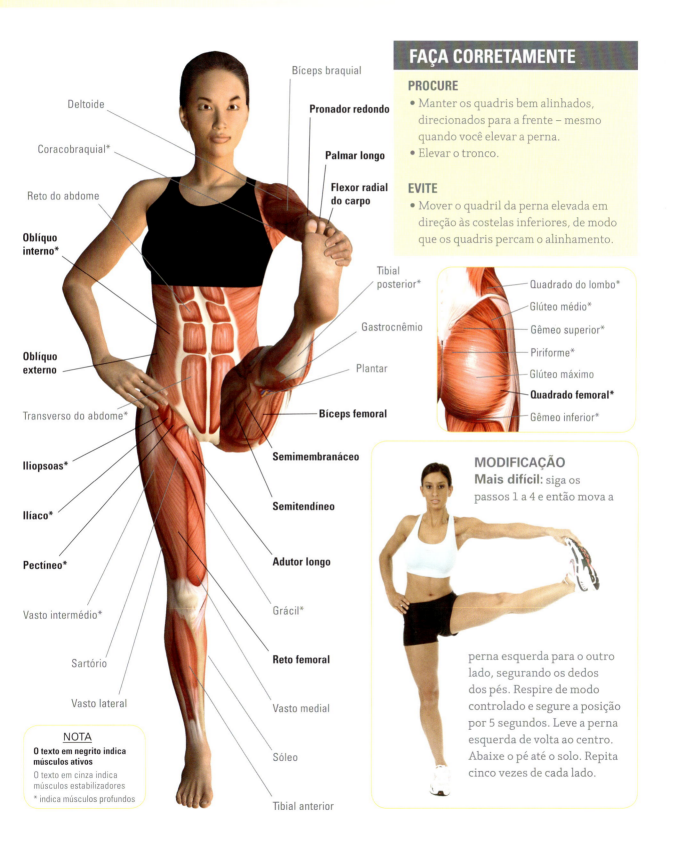

FAÇA CORRETAMENTE

PROCURE
- Manter os quadris bem alinhados, direcionados para a frente – mesmo quando você elevar a perna.
- Elevar o tronco.

EVITE
- Mover o quadril da perna elevada em direção às costelas inferiores, de modo que os quadris percam o alinhamento.

MODIFICAÇÃO

Mais difícil: siga os passos 1 a 4 e então mova a perna esquerda para o outro lado, segurando os dedos dos pés. Respire de modo controlado e segure a posição por 5 segundos. Leve a perna esquerda de volta ao centro. Abaixe o pé até o solo. Repita cinco vezes de cada lado.

NOTA
O texto em negrito indica músculos ativos
O texto em cinza indica músculos estabilizadores
* indica músculos profundos

60 • TREINAMENTO DO CORE – ANATOMIA ILUSTRADA

AGACHAMENTO APOIADO

ESTABILIDADE DO CORE

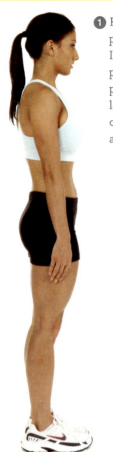

❶ Fique em pé, de costas para uma parede. Incline-se contra a parede e desloque os pés até que a região lombar descanse confortavelmente contra a parede.

FOCO MUSCULAR
- Vasto medial
- Vasto lateral
- Vasto intermédio
- Reto femoral
- Semitendíneo
- Semimembranáceo
- Bíceps femoral
- Glúteo máximo

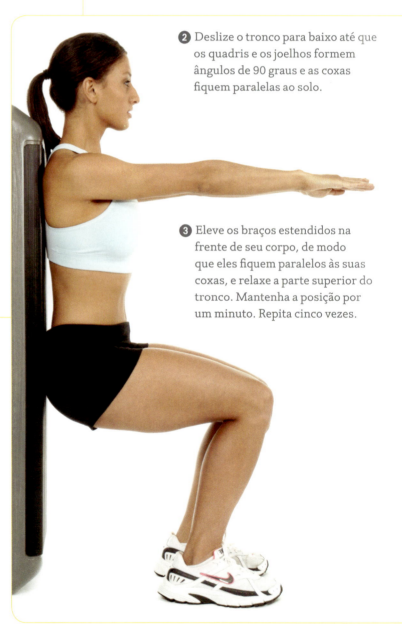

❷ Deslize o tronco para baixo até que os quadris e os joelhos formem ângulos de 90 graus e as coxas fiquem paralelas ao solo.

❸ Eleve os braços estendidos na frente de seu corpo, de modo que eles fiquem paralelos às suas coxas, e relaxe a parte superior do tronco. Mantenha a posição por um minuto. Repita cinco vezes.

GUIA DO EXERCÍCIO

ALVO
- Quadríceps
- Glúteos

BENEFÍCIOS
- Fortalece o quadríceps e os glúteos
- Treina o corpo a distribuir o peso uniformemente entre as pernas

NÃO ACONSELHÁVEL EM CASO DE
- Dor no joelho

ESTABILIDADE DO CORE • 61

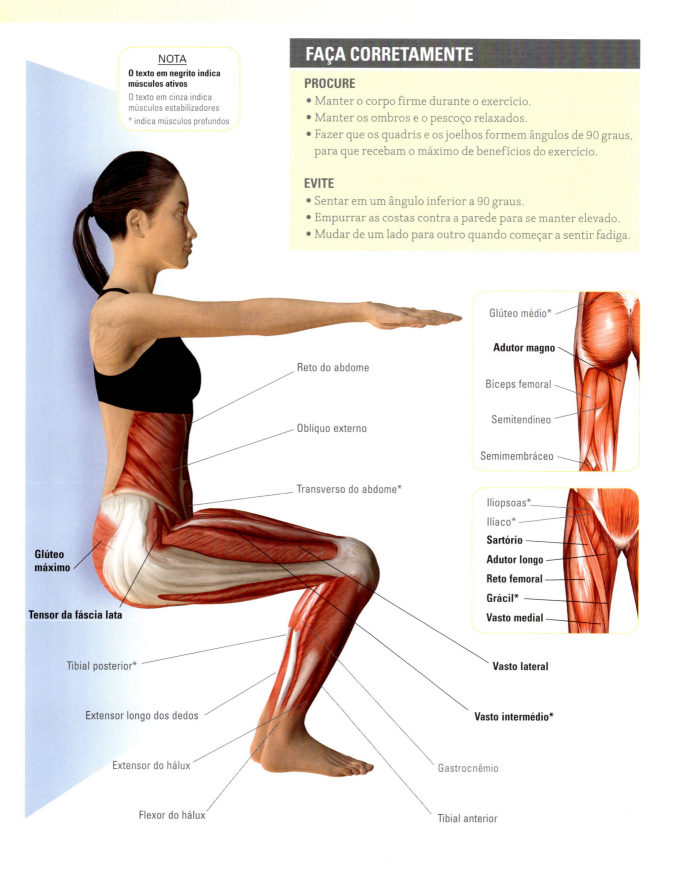

NOTA
O texto em negrito indica músculos ativos
O texto em cinza indica músculos estabilizadores
* indica músculos profundos

FAÇA CORRETAMENTE

PROCURE
- Manter o corpo firme durante o exercício.
- Manter os ombros e o pescoço relaxados.
- Fazer que os quadris e os joelhos formem ângulos de 90 graus, para que recebam o máximo de benefícios do exercício.

EVITE
- Sentar em um ângulo inferior a 90 graus.
- Empurrar as costas contra a parede para se manter elevado.
- Mudar de um lado para outro quando começar a sentir fadiga.

PRANCHA FRONTAL

ESTABILIDADE DO CORE

① Sente-se com as pernas paralelas e estendidas à sua frente. Coloque as mãos atrás do corpo, com os dedos apontados para os quadris.

GUIA DO EXERCÍCIO

ALVO
- Músculos extensores do quadril
- Músculos estabilizadores do core
- Músculos do braço
- Músculos da perna

NÃO ACONSELHÁVEL EM CASO DE
- Dor no punho
- Dor no joelho
- Lesão no ombro
- Dor intensa ao longo da perna

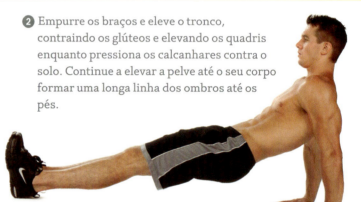

② Empurre os braços e eleve o tronco, contraindo os glúteos e elevando os quadris enquanto pressiona os calcanhares contra o solo. Continue a elevar a pelve até o seu corpo formar uma longa linha dos ombros até os pés.

FOCO MUSCULAR
- Glúteo máximo
- Bíceps femoral
- Deltoide
- Reto femoral
- Adutor magno
- Tensor da fáscia lata
- Reto do abdome
- Transverso do abdome
- Adutor longo
- Oblíquo externo
- Latíssimo do dorso
- Tríceps braquial

③ Sem permitir que a pelve desça, eleve a perna direita, estendida.

④ Lentamente, abaixe a perna até o solo e mude para a perna esquerda. Repita quatro a seis vezes em cada lado.

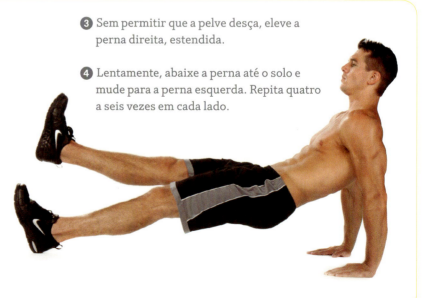

ESTABILIDADE DO CORE • 63

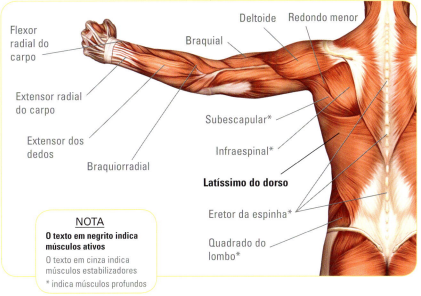

NOTA
O texto em negrito indica músculos ativos
O texto em cinza indica músculos estabilizadores
* indica músculos profundos

FAÇA CORRETAMENTE

PROCURE
• Manter a pelve elevada durante o exercício.

EVITE
• Permitir que os ombros desçam às suas cavidades. Se você sentir que suas pernas não são fortes o suficiente para suportar o seu corpo, flexione ligeiramente os joelhos.

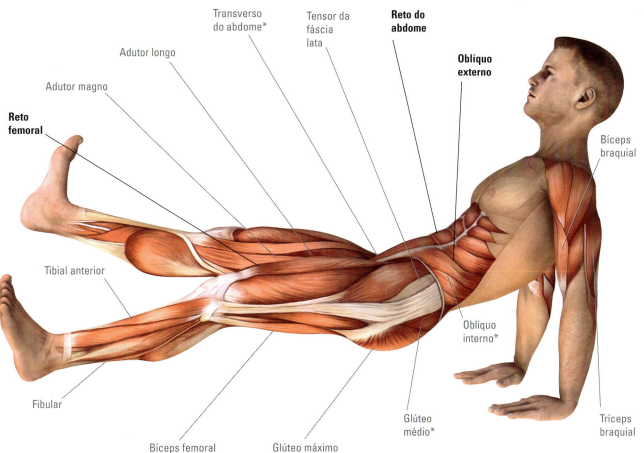

TESOURA

ESTABILIDADE DO CORE

❶ Coloque-se em decúbito dorsal, com os braços ao lado do corpo, pernas elevadas e joelhos flexionados. Inspire, contraindo os músculos abdominais.

❷ Levante as pernas e eleve a cabeça e os ombros do solo. Mantenha a posição enquanto alonga as pernas.

FOCO MUSCULAR

- Bíceps femoral
- Reto femoral
- Tensor da fáscia lata
- Reto do abdome
- Oblíquo externo
- Deltoide

FAÇA CORRETAMENTE

PROCURE
- Manter as pernas o mais estendidas possível.
- Mover a região umbilical em direção à coluna vertebral.

EVITE
- Flexionar os joelhos.

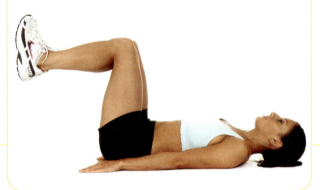

❸ Estendendo a perna direita para longe do corpo, eleve a perna esquerda em direção ao tronco. Segure a panturrilha esquerda, tracionando o membro duas vezes, mantendo os ombros baixos.

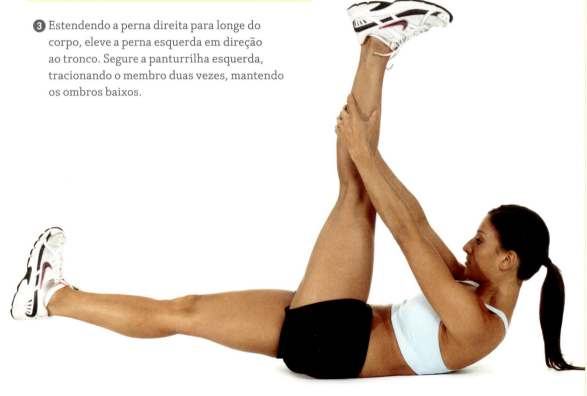

ESTABILIDADE DO CORE • 65

GUIA DO EXERCÍCIO

ALVO
- Músculos abdominais

BENEFÍCIOS
- Aumenta a estabilidade com o movimento unilateral
- Aumenta a força e a resistência abdominais

NÃO ACONSELHÁVEL EM CASO DE
- Isquiotibiais encurtados. Se isso for um problema, você pode flexionar o joelho que estiver se movendo em direção ao seu tronco.

NOTA
O texto em negrito indica músculos ativos
O texto em cinza indica músculos estabilizadores
* indica músculos profundos

❹ Troque de membro no ar, segurando a perna direita. Estabilize a pelve e a coluna vertebral. Repita a sequência seis a oito vezes para cada membro.

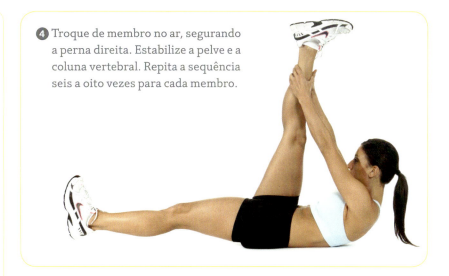

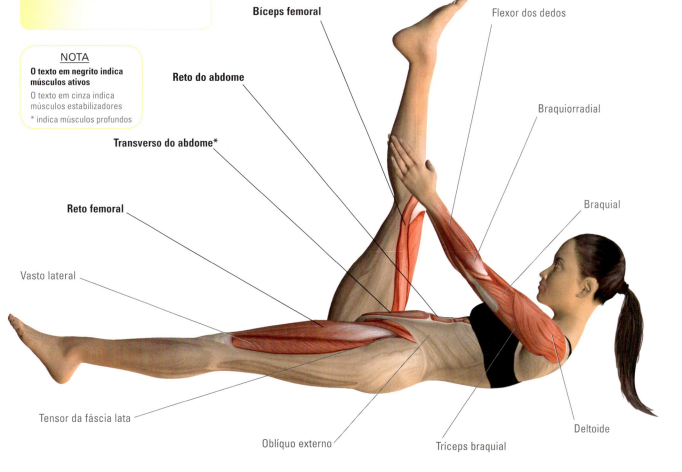

NADO

ESTABILIDADE DO CORE

❶ Coloque-se em decúbito dorsal ao solo, com as pernas afastadas na largura do quadril. Estenda os braços ao lado das orelhas, no nível do solo. Encaixe a pelve e leve a região umbilical em direção à coluna vertebral.

❷ Estenda a região dorsal enquanto você eleva o braço esquerdo e a perna direita simultaneamente. Eleve a cabeça e os ombros do solo.

❸ Abaixe os membros até a posição inicial, mantendo a extensão das pernas.

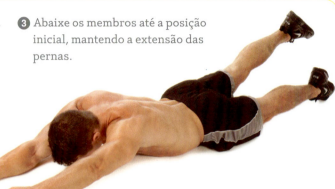

❹ Estenda o braço direito e a perna esquerda do solo, estendendo e elevando a cabeça e os ombros.

❺ Alongue os membros inferiores durante o retorno à posição inicial. Repita seis a oito vezes.

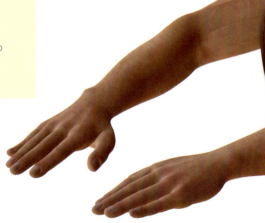

GUIA DO EXERCÍCIO

ALVO
- Músculos extensores da coluna vertebral
- Músculos extensores do quadril

BENEFÍCIOS
- Fortalece os extensores do quadril e da coluna vertebral
- Promove a estabilização da coluna vertebral contra rotação

NÃO ACONSELHÁVEL EM CASO DE
- Dor na região lombar
- Curvatura acentuada da porção superior da coluna vertebral
- Curvatura acentuada da coluna lombar

FOCO MUSCULAR
- Glúteo máximo
- Bíceps femoral
- Eretor da espinha
- Quadrado do lombo
- Romboide
- Latíssimo do dorso

ESTABILIDADE DO CORE • 67

MODIFICAÇÃO
Mais difícil: em vez de levantar a perna e o braço opostos, levante ambos os braços e as pernas simultaneamente, mantendo o umbigo contraído em direção às costas. Esta versão do exercício é comumente conhecida como Super-Homem.

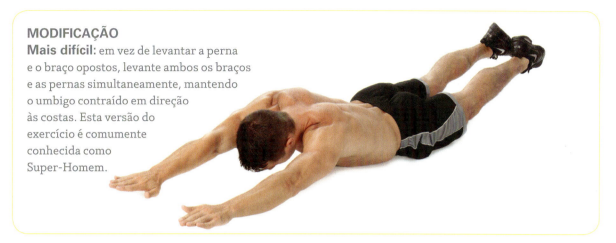

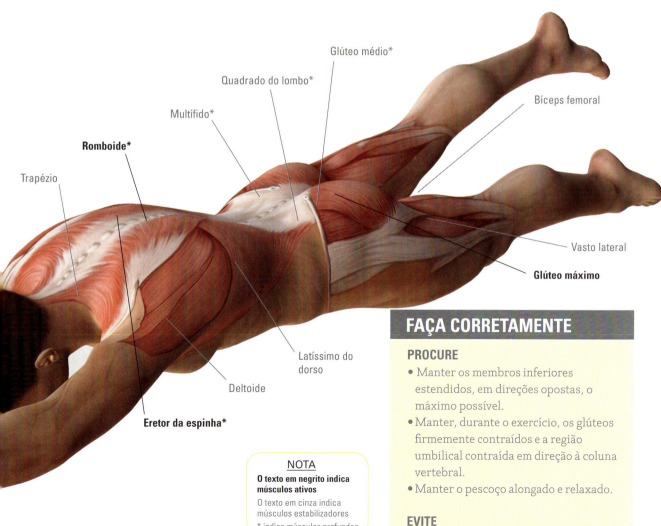

FAÇA CORRETAMENTE

PROCURE
- Manter os membros inferiores estendidos, em direções opostas, o máximo possível.
- Manter, durante o exercício, os glúteos firmemente contraídos e a região umbilical contraída em direção à coluna vertebral.
- Manter o pescoço alongado e relaxado.

EVITE
- Permitir que os seus ombros se elevem em direção às orelhas.

NOTA
O texto em negrito indica músculos ativos
O texto em cinza indica músculos estabilizadores
* indica músculos profundos

ABDOMINAL PRESSIONANDO AS COXAS

ESTABILIDADE DO CORE

❶ Coloque-se em decúbito dorsal, com os joelhos e os pés elevados e flexionados, as coxas em ângulo de 90 graus em relação à parte superior do corpo. Coloque as mãos na frente dos joelhos, com os dedos direcionados para cima e uma palma em cada perna.

FAÇA CORRETAMENTE

PROCURE
- Tracionar os cotovelos em direção às laterais do corpo.
- Manter os ombros e o pescoço relaxados.
- Flexionar os pés e pressionar um joelho contra o outro.
- Encolher o cóccix em direção ao teto.

EVITE
- Suspender a respiração enquanto realiza o exercício.

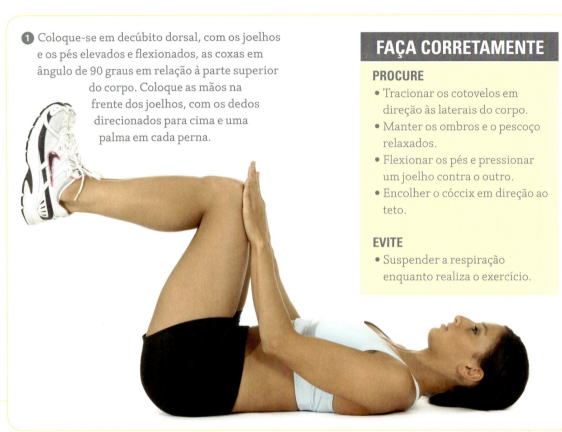

❷ Flexione os pés e, mantendo os cotovelos flexionados e tracionados para os lados, pressione as mãos contra os joelhos. Crie uma resistência ao empurrar as mãos com os joelhos. Mantenha a posição por um minuto. Repita cinco vezes.

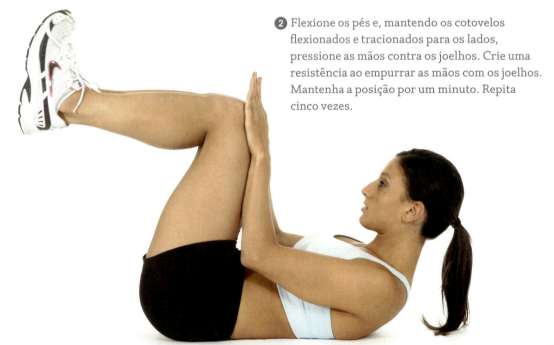

ESTABILIDADE DO CORE • 69

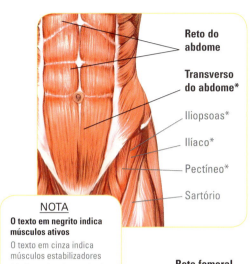

Reto do abdome
Transverso do abdome*
Iliopsoas*
Ilíaco*
Pectíneo*
Sartório

NOTA
O texto em negrito indica músculos ativos
O texto em cinza indica músculos estabilizadores
* indica músculos profundos

FOCO MUSCULAR
- Reto do abdome
- Transverso do abdome
- Tríceps braquial
- Ilíaco
- Iliopsoas
- Vasto medial
- Vasto lateral
- Vasto intermédio
- Reto femoral

GUIA DO EXERCÍCIO

ALVO
- Todo o corpo

BENEFÍCIOS
- Fortalece os músculos do core, os flexores do quadril e o tríceps

NÃO ACONSELHÁVEL EM CASO DE
- Dor lombar
- Dor no quadril

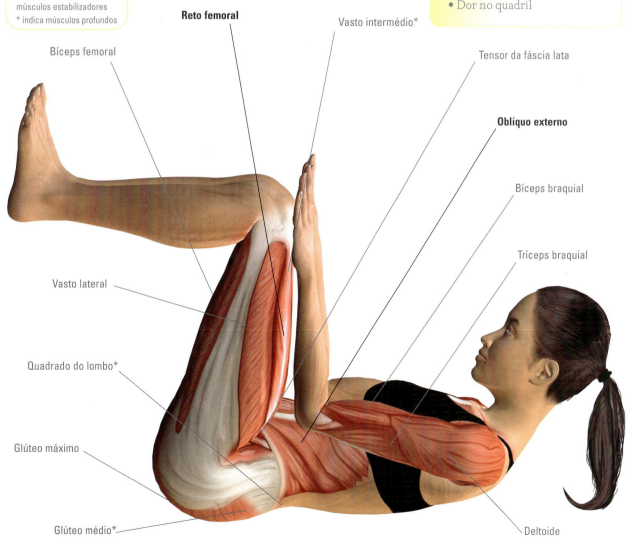

Reto femoral
Bíceps femoral
Vasto intermédio*
Tensor da fáscia lata
Oblíquo externo
Vasto lateral
Bíceps braquial
Tríceps braquial
Quadrado do lombo*
Glúteo máximo
Glúteo médio*
Deltoide

SÉRIE EM DECÚBITO LATERAL

ESTABILIDADE DO CORE

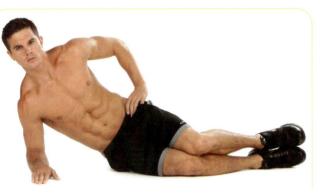

FAÇA CORRETAMENTE

PROCURE
- Fixar os quadris e tracioná-los levemente para a frente.
- Empurrar o ombro e o antebraço contra o solo durante o exercício.
- Manter o pescoço e os ombros relaxados.

EVITE
- Permitir que os quadris se movam enquanto eleva o joelho.

① Coloque-se em decúbito lateral direito com os joelhos flexionados um sobre o outro. Flexione o cotovelo esquerdo, colocando-o diretamente sob o ombro, de modo que o antebraço apoie a parte superior do corpo. Coloque a mão esquerda sobre o quadril.

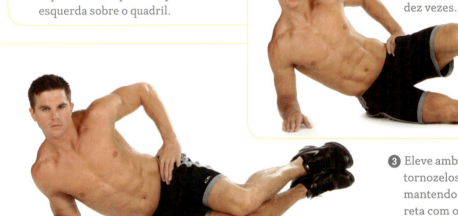

② Sem mover os quadris, eleve o joelho esquerdo e, em seguida, retorne à posição inicial. Repita dez vezes.

③ Eleve ambos os tornozelos do solo, mantendo uma linha reta com o tronco.

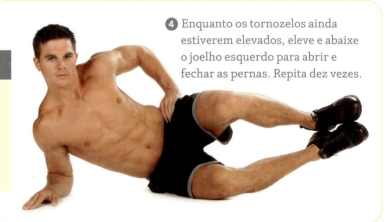

④ Enquanto os tornozelos ainda estiverem elevados, eleve e abaixe o joelho esquerdo para abrir e fechar as pernas. Repita dez vezes.

FOCO MUSCULAR
- Reto do abdome
- Oblíquo interno
- Oblíquo externo
- Tensor da fáscia lata
- Adutor magno
- Adutor longo
- Iliopsoas
- Ilíaco
- Glúteo médio
- Quadrado do lombo

ESTABILIDADE DO CORE • 71

GUIA DO EXERCÍCIO

ALVO
- Músculos abdominais
- Músculos abdutores e adutores
- Manguito rotador

BENEFÍCIOS
- Melhora a estabilidade pélvica
- Fortalece os músculos abdutores
- Visa fortalecer e aumentar a resistência dos músculos estabilizadores do ombro

NÃO ACONSELHÁVEL EM CASO DE
- Lesão no ombro
- Dor na região lombar

5 A parte final dessa série começa com ambos os tornozelos elevados. Eleve o joelho esquerdo para separar as pernas e, em seguida, estenda a perna esquerda, tendo cuidado para não mover a posição da coxa. Flexione o joelho e retorne à posição inicial. Repita dez vezes, troque de lado e inicie o exercício novamente.

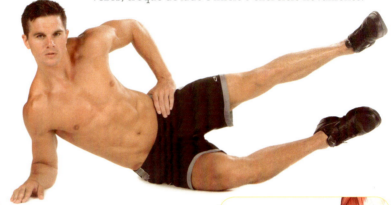

NOTA
O texto em negrito indica músculos ativos
O texto em cinza indica músculos estabilizadores
* indica músculos profundos

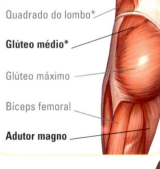

Quadrado do lombo*
Glúteo médio*
Glúteo máximo
Bíceps femoral
Adutor magno

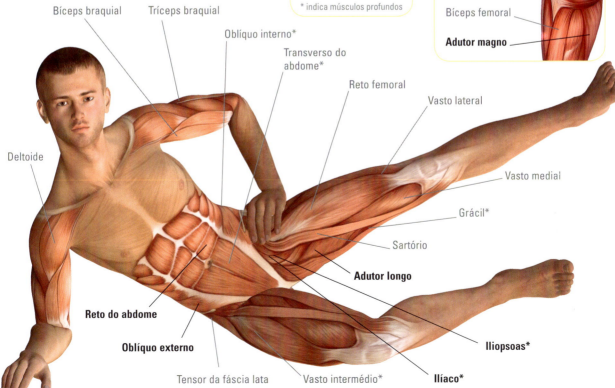

Bíceps braquial
Tríceps braquial
Oblíquo interno*
Transverso do abdome*
Reto femoral
Vasto lateral
Deltoide
Vasto medial
Grácil*
Sartório
Adutor longo
Reto do abdome
Oblíquo externo
Tensor da fáscia lata
Vasto intermédio*
Ilíaco*
Iliopsoas*

72 • TREINAMENTO DO CORE – ANATOMIA ILUSTRADA

APROXIMAÇÃO DE CALCANHARES EM DECÚBITO VENTRAL

ESTABILIDADE DO CORE

① Coloque-se em decúbito ventral, com os braços elevados do solo na altura dos quadris e as palmas voltadas para cima. Abaixe os ombros, afastando-os das orelhas. Leve as pernas para cima dos quadris, e aproxime as faces internas das coxas.

② Eleve a região umbilical em direção à coluna vertebral, pressionando o osso púbico contra o colchonete. Estenda as pernas e as eleve do colchonete, contraindo os músculos da coxa.

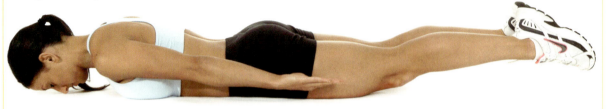

FAÇA CORRETAMENTE

PROCURE
- Contrair os glúteos e os músculos abdominais enquanto bate os calcanhares.
- Manter respiração regular.

EVITE
- Tensionar os ombros.

NOTA
O texto em negrito indica músculos ativos
O texto em cinza indica músculos estabilizadores
* indica músculos profundos

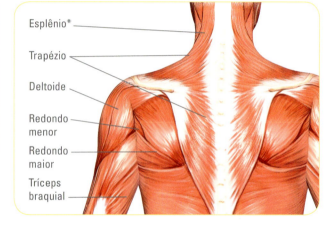

Esplênio*
Trapézio
Deltoide
Redondo menor
Redondo maior
Tríceps braquial

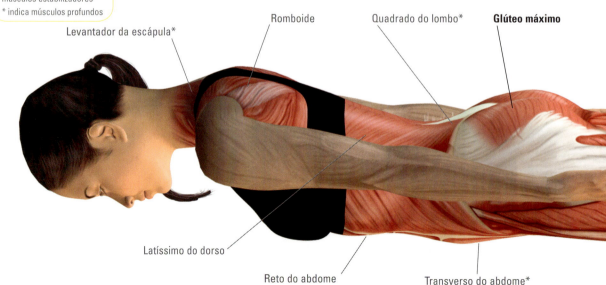

Levantador da escápula*
Romboide
Quadrado do lombo*
Glúteo máximo
Latíssimo do dorso
Reto do abdome
Transverso do abdome*

ESTABILIDADE DO CORE • 73

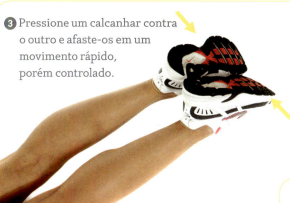

③ Pressione um calcanhar contra o outro e afaste-os em um movimento rápido, porém controlado.

FOCO MUSCULAR

- Trapézio
- Latíssimo do dorso
- Redondo maior
- Redondo menor
- Deltoide
- Glúteo máximo
- Bíceps femoral
- Adutor magno
- Sóleo
- Vasto lateral

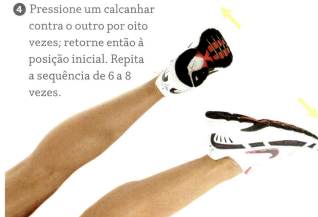

④ Pressione um calcanhar contra o outro por oito vezes; retorne então à posição inicial. Repita a sequência de 6 a 8 vezes.

GUIA DO EXERCÍCIO

ALVO
- Músculos estabilizadores do core

BENEFÍCIOS
- Estimula os músculos de todo o corpo a trabalharem em conjunto
- Alonga os músculos extensores

NÃO ACONSELHÁVEL EM CASO DE
- Dor lombar

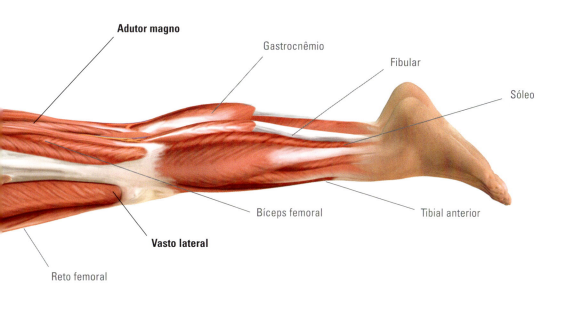

EXERCÍCIOS DE FORTALECIMENTO DO CORE

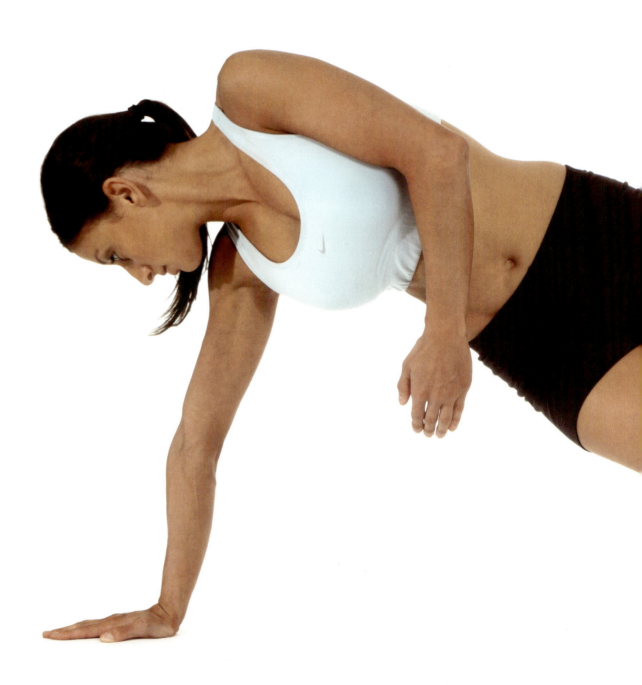

Agora que você domina a estabilidade do core, é hora de colocar o corpo para se exercitar e fortalecê-lo. Fortalecimento do core é o desenvolvimento equilibrado dos músculos tanto profundos como superficiais, que estabilizam, alinham e movem o tronco. Embora esses músculos desempenhem várias funções no corpo, a principal é prover apoio para a coluna vertebral. Se seu núcleo do corpo for fraco, você fica mais suscetível a lesões – um core fraco prejudica a coluna vertebral e todo o seu corpo. O fortalecimento do core estabiliza os músculos da parte média do corpo, incluindo os quadris e a pelve, de modo que movimentos como correr ou andar melhoram, tornando a realização de atividades mais fácil.

ABDOMINAL BÁSICO

FORTALECIMENTO DO CORE

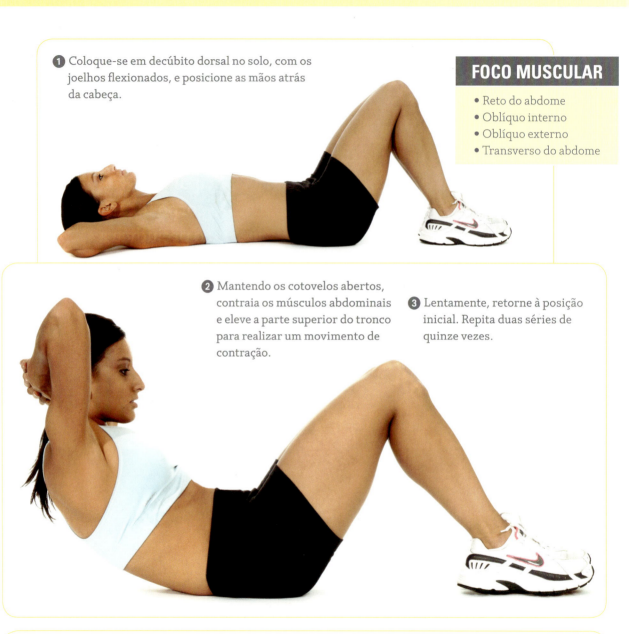

① Coloque-se em decúbito dorsal no solo, com os joelhos flexionados, e posicione as mãos atrás da cabeça.

FOCO MUSCULAR
- Reto do abdome
- Oblíquo interno
- Oblíquo externo
- Transverso do abdome

② Mantendo os cotovelos abertos, contraia os músculos abdominais e eleve a parte superior do tronco para realizar um movimento de contração.

③ Lentamente, retorne à posição inicial. Repita duas séries de quinze vezes.

MODIFICAÇÃO
Mais difícil: comece deitando-se ao solo em decúbito dorsal, com as pernas estendidas e os braços acima da cabeça. Sem erguer as pernas, eleve os braços e o tronco em um movimento controlado. Continue a flexionar o tronco para a frente e segure os pés.

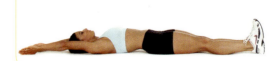
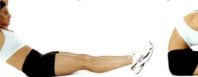
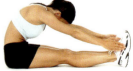

FORTALECIMENTO DO CORE • 77

NOTA
O texto em negrito indica músculos ativos
O texto em cinza indica músculos estabilizadores
* indica músculos profundos

FAÇA CORRETAMENTE

PROCURE
- Iniciar o movimento pelos ombros e pelos músculos abdominais.
- Manter a pelve em posição neutra durante a contração.
- Retrair levemente o queixo, dirigindo o olhar à parte interna das coxas.

EVITE
- Forçar o pescoço.
- Inclinar os quadris em direção ao solo.

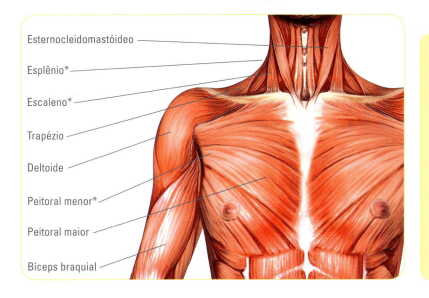

GUIA DO EXERCÍCIO

ALVO
- Músculos abdominais

BENEFÍCIOS
- Fortalece o tronco
- Melhora a estabilidade da pelve e do core

NÃO ACONSELHÁVEL EM CASO DE
- Dor nas costas
- Dor no pescoço

ABDOMINAL ALTERNADO

FORTALECIMENTO DO CORE

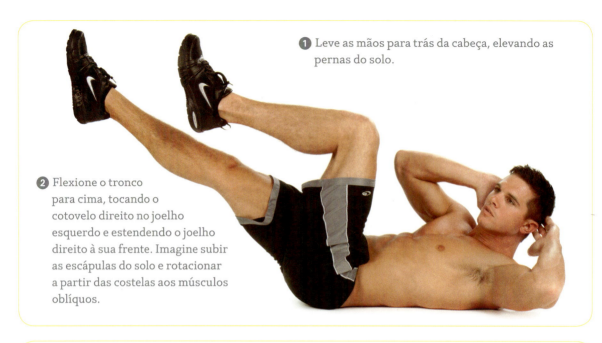

1 Leve as mãos para trás da cabeça, elevando as pernas do solo.

2 Flexione o tronco para cima, tocando o cotovelo direito no joelho esquerdo e estendendo o joelho direito à sua frente. Imagine subir as escápulas do solo e rotacionar a partir das costelas aos músculos oblíquos.

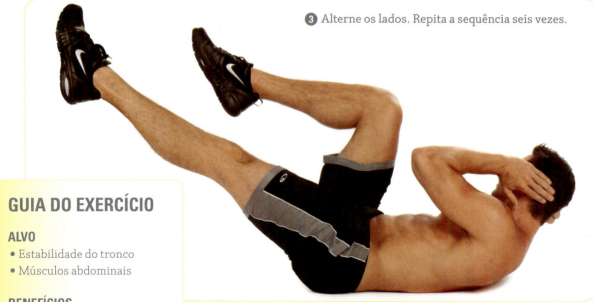

3 Alterne os lados. Repita a sequência seis vezes.

GUIA DO EXERCÍCIO

ALVO
- Estabilidade do tronco
- Músculos abdominais

BENEFÍCIOS
- Estabiliza o corpo
- Fortalece os músculos abdominais

NÃO ACONSELHÁVEL EM CASO DE
- Problemas no pescoço
- Dor na região lombar

FOCO MUSCULAR
- Reto do abdome
- Transverso do abdome
- Oblíquo externo
- Oblíquo interno
- Reto femoral
- Vasto medial
- Sartório
- Tensor da fáscia lata

FORTALECIMENTO DO CORE • 79

MODIFICAÇÃO
Mais fácil: comece com ambos os pés apoiados contra o solo. Coloque a lateral de um pé no alto da coxa, próximo ao joelho. Leve o cotovelo oposto em direção ao joelho da perna elevada. Após seis repetições, repita do outro lado.

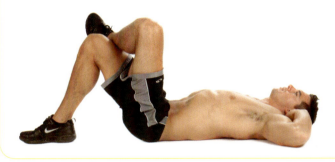

NOTA
O texto em negrito indica músculos ativos

O texto em cinza indica músculos estabilizadores

* indica músculos profundos

FAÇA CORRETAMENTE

PROCURE
• Manter o pescoço estendido e o queixo longe do tórax.
• Manter os quadris estáveis no solo.

EVITE
• Puxar as mãos, levando o queixo em direção ao tórax ou arqueando as costas.
• Mover o cotovelo ativo mais rápido do que o ombro.

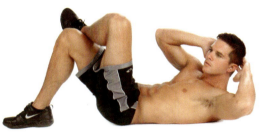

Reto femoral
Bíceps femoral
Vasto lateral
Grácil*
Sartório
Adutor magno
Glúteo máximo
Tensor da fáscia lata
Iliopsoas*
Transverso do abdome*
Reto do abdome
Tríceps braquial
Bíceps braquial
Deltoide
Serrátil anterior
Latíssimo do dorso

PASSADA LATERAL

FORTALECIMENTO DO CORE

❶ Coloque-se em pé, com os quadris e os braços estendidos à sua frente, paralelos ao solo.

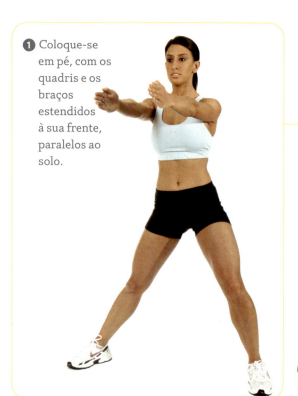

FAÇA CORRETAMENTE

PROCURE
- Manter a coluna vertebral neutra enquanto você flexiona os quadris.
- Manter os ombros e o pescoço relaxados.
- Alinhar o joelho com os dedos do pé da perna flexionada.
- Contrair os glúteos enquanto estiver realizando a flexão.

EVITE
- Estender o pescoço enquanto realiza o movimento.
- Levantar os pés do solo.
- Arquear ou estender as costas.

❷ Dê um passo para a esquerda. Agache-se sobre a perna direita, flexionando-a ao nível do quadril, enquanto mantém a coluna vertebral neutra. Comece a estender o joelho esquerda, mantendo ambos os pés apoiados contra o solo.

❸ Flexione o joelho direito até que a sua coxa esteja paralela ao solo e o joelho esquerda esteja totalmente estendida.

❹ Mantendo os braços paralelos ao solo, contraia os glúteos e retire a pressão da perna direita para retornar à posição inicial. Repita o movimento.

GUIA DO EXERCÍCIO

ALVO
- Glúteos e coxa

BENEFÍCIOS
- Fortalece os músculos estabilizadores da pelve, do tronco e do joelho

NÃO ACONSELHÁVEL EM CASO DE
- Dor aguda no joelho
- Dor nas costas
- Problemas ao sustentar o peso do corpo em uma perna só

FORTALECIMENTO DO CORE • 81

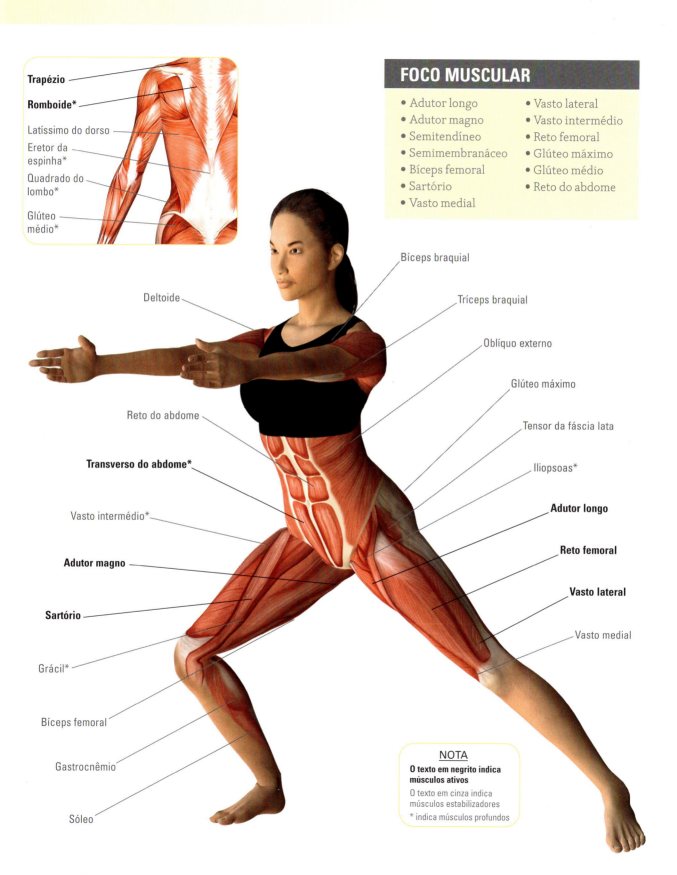

FOCO MUSCULAR

- Adutor longo
- Adutor magno
- Semitendíneo
- Semimembranáceo
- Bíceps femoral
- Sartório
- Vasto medial
- Vasto lateral
- Vasto intermédio
- Reto femoral
- Glúteo máximo
- Glúteo médio
- Reto do abdome

NOTA
O texto em negrito indica músculos ativos
O texto em cinza indica músculos estabilizadores
* indica músculos profundos

AGACHAMENTO UNILATERAL NO STEP

FORTALECIMENTO DO CORE

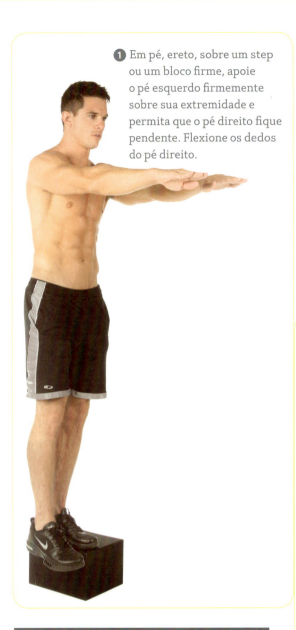

① Em pé, ereto, sobre um step ou um bloco firme, apoie o pé esquerdo firmemente sobre sua extremidade e permita que o pé direito fique pendente. Flexione os dedos do pé direito.

FAÇA CORRETAMENTE

PROCURE
- Alinhar o joelho flexionado ao segundo dedo do pé – seu joelho não deve girar para dentro.
- Mover simultaneamente os joelhos e os quadris enquanto você flexiona.
- Manter os quadris atrás do pé, inclinando o tronco para a frente, enquanto você abaixa durante a flexão.

EVITE
- Estender o pescoço.
- Colocar peso sobre o pé que estiver sendo abaixado até o solo – permitir apenas um toque.

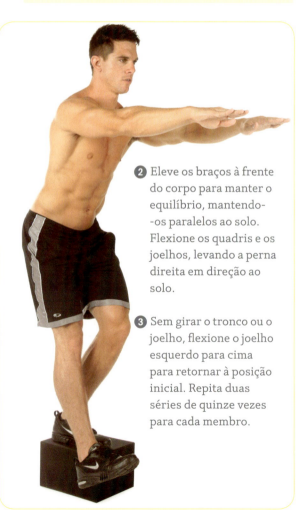

② Eleve os braços à frente do corpo para manter o equilíbrio, mantendo-os paralelos ao solo. Flexione os quadris e os joelhos, levando a perna direita em direção ao solo.

③ Sem girar o tronco ou o joelho, flexione o joelho esquerdo para cima para retornar à posição inicial. Repita duas séries de quinze vezes para cada membro.

FOCO MUSCULAR
- Vasto medial
- Vasto lateral
- Vasto intermédio
- Reto femoral
- Glúteo máximo
- Glúteo médio
- Semitendíneo
- Semimembranáceo
- Bíceps femoral

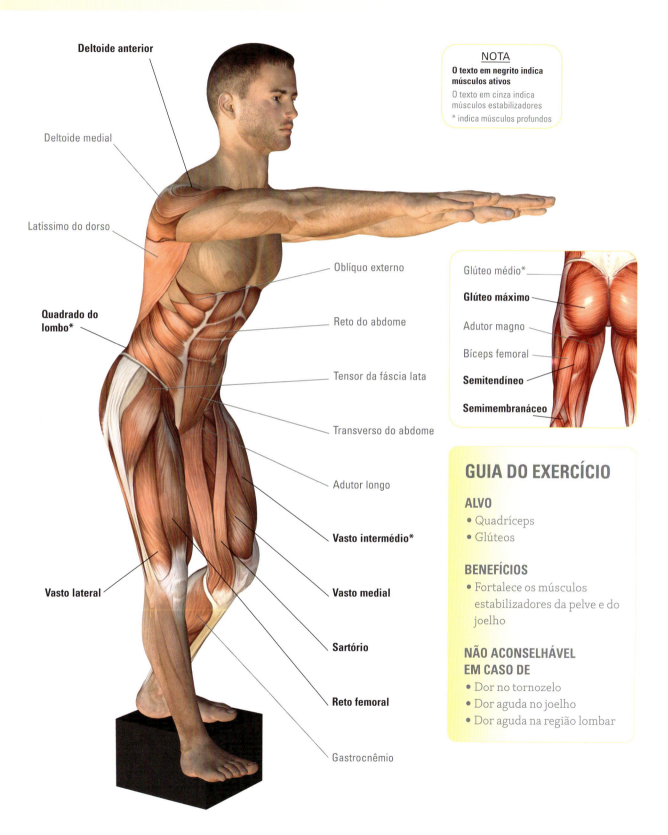

ALONGAMENTO DE TENDÃO

FORTALECIMENTO DO CORE

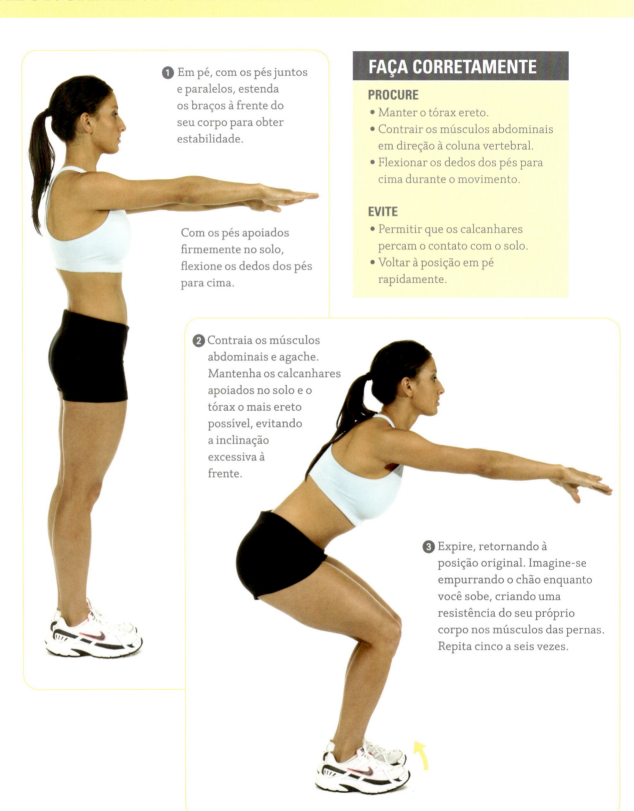

❶ Em pé, com os pés juntos e paralelos, estenda os braços à frente do seu corpo para obter estabilidade.

Com os pés apoiados firmemente no solo, flexione os dedos dos pés para cima.

FAÇA CORRETAMENTE

PROCURE
- Manter o tórax ereto.
- Contrair os músculos abdominais em direção à coluna vertebral.
- Flexionar os dedos dos pés para cima durante o movimento.

EVITE
- Permitir que os calcanhares percam o contato com o solo.
- Voltar à posição em pé rapidamente.

❷ Contraia os músculos abdominais e agache. Mantenha os calcanhares apoiados no solo e o tórax o mais ereto possível, evitando a inclinação excessiva à frente.

❸ Expire, retornando à posição original. Imagine-se empurrando o chão enquanto você sobe, criando uma resistência do seu próprio corpo nos músculos das pernas. Repita cinco a seis vezes.

FORTALECIMENTO DO CORE • 85

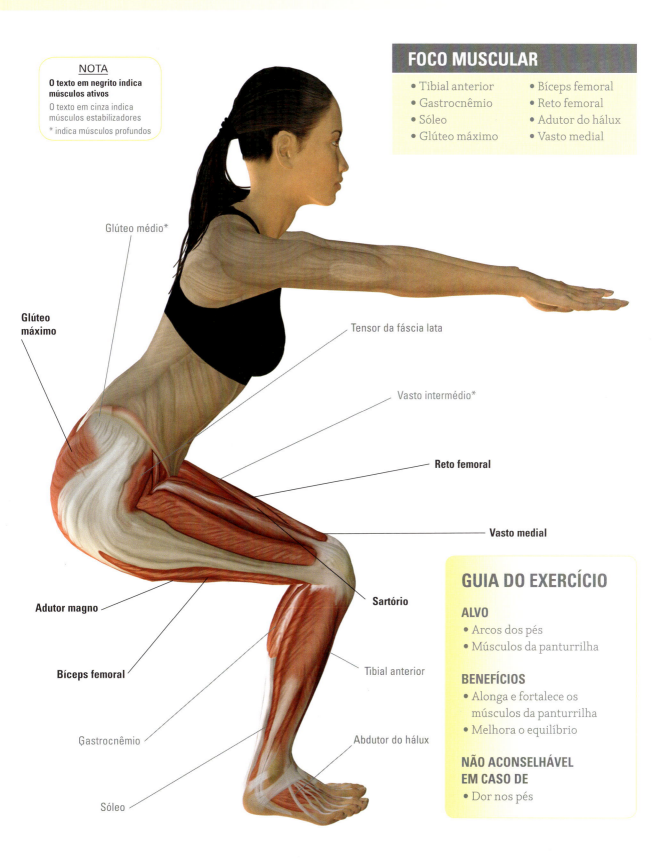

NOTA
O texto em negrito indica músculos ativos
O texto em cinza indica músculos estabilizadores
* indica músculos profundos

FOCO MUSCULAR

- Tibial anterior
- Gastrocnêmio
- Sóleo
- Glúteo máximo
- Bíceps femoral
- Reto femoral
- Adutor do hálux
- Vasto medial

GUIA DO EXERCÍCIO

ALVO
- Arcos dos pés
- Músculos da panturrilha

BENEFÍCIOS
- Alonga e fortalece os músculos da panturrilha
- Melhora o equilíbrio

NÃO ACONSELHÁVEL EM CASO DE
- Dor nos pés

ABDOMINAL COM CHUTE ALTERNADO

FORTALECIMENTO DO CORE

❶ Puxe o joelho direito em direção ao tórax e estenda a perna esquerda, elevando-a a, aproximadamente, 45 graus do solo.

❷ Coloque a mão direita sobre o tornozelo direito e a mão esquerda sobre o joelho direito (isso mantém o alinhamento adequado da perna).

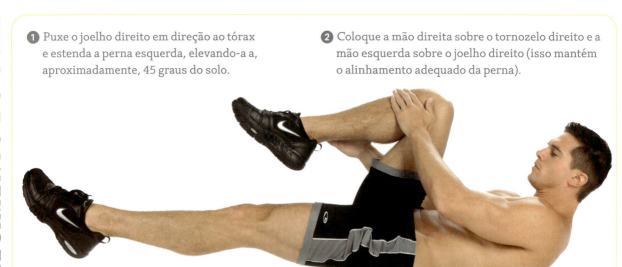

❸ Movimente as pernas duas vezes, mudando, simultaneamente, o posicionamento das mãos.

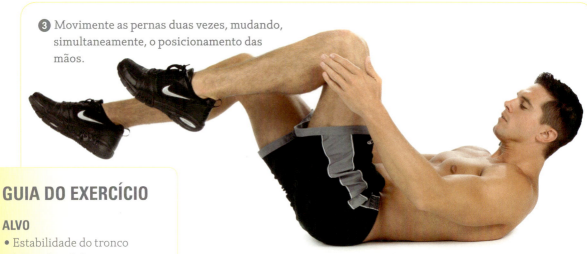

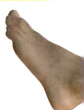

GUIA DO EXERCÍCIO

ALVO
- Estabilidade do tronco
- Músculos abdominais

BENEFÍCIOS
- Estabiliza o core enquanto os membros estão em movimento
- Fortalece os músculos abdominais

NÃO ACONSELHÁVEL EM CASO DE
- Problemas no pescoço
- Dor na região lombar

FAÇA CORRETAMENTE

PROCURE
- Colocar uma das mãos sobre o tornozelo da perna flexionada e a outra mão sobre o joelho flexionado.
- Elevar a parte superior do esterno para a frente.

EVITE
- Permitir que a região lombar perca o contato com o solo; utilize os músculos abdominais para estabilizar o core ao movimentar as pernas.

FORTALECIMENTO DO CORE • 87

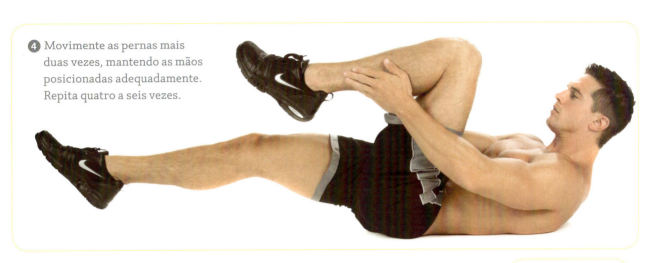

4. Movimente as pernas mais duas vezes, mantendo as mãos posicionadas adequadamente. Repita quatro a seis vezes.

FOCO MUSCULAR

- Reto do abdome
- Transverso do abdome
- Oblíquo interno
- Bíceps femoral
- Tríceps braquial
- Bíceps braquial
- Tibial anterior
- Tensor da fáscia lata

NOTA
O texto em negrito indica músculos ativos
O texto em cinza indica músculos estabilizadores
* indica músculos profundos

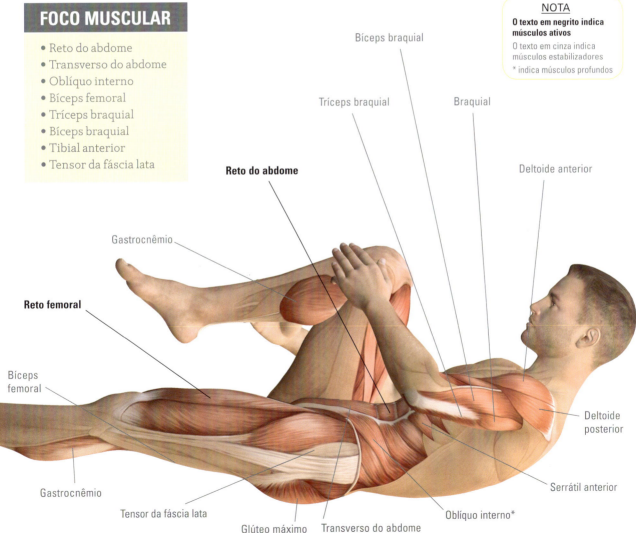

AGACHAMENTO LENHADOR

FORTALECIMENTO DO CORE

❶ Em pé, ereto, segure uma bola com peso na frente do tronco.

❷ Transfira o seu peso para o pé esquerdo e flexione o joelho direito, elevando o pé direito em direção aos glúteos. Flexione os cotovelos e leve a bola em direção à orelha direita.

FAÇA CORRETAMENTE

PROCURE
- Traçar um arco no ar com a bola.
- Manter os quadris e os joelhos alinhados durante o movimento.
- Manter os ombros e o pescoço relaxados.

EVITE
- Permitir que o joelho seja estendido além dos dedos do pé enquanto você flexiona e gira.
- Mover o pé de sua posição inicial.
- Curvar a coluna vertebral.

❸ Mantendo a coluna vertebral neutra, flexione-a ao nível dos quadris e do joelho. Abaixe o tronco em direção ao seu lado esquerdo, levando a bola em direção ao tornozelo direito.

❹ Movimente a perna esquerda e estenda o joelho e o tronco, retornando à posição inicial. Repita duas séries de quinze vezes com cada membro.

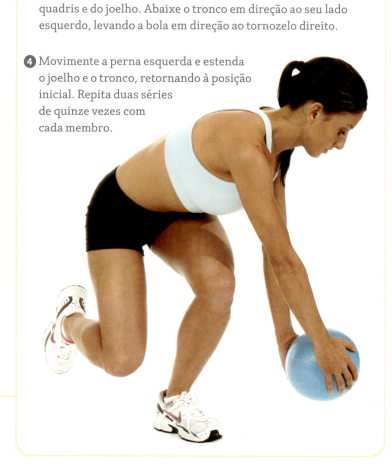

GUIA DO EXERCÍCIO

ALVO
- Músculos estabilizadores do corpo
- Fortalecimento dos glúteos e da coxa

BENEFÍCIOS
- Melhora o equilíbrio
- Melhora a estabilização pélvica, a do tronco e a do joelho
- Promove padrões de movimento mais fortes

NÃO ACONSELHÁVEL EM CASO DE
- Dor aguda no joelho
- Dor na região lombar
- Dor no ombro

FORTALECIMENTO DO CORE • 89

FOCO MUSCULAR

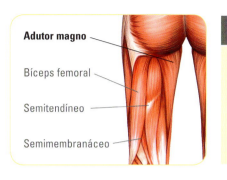

- Adutor magno
- Bíceps femoral
- Semitendíneo
- Semimembranáceo

- Semitendíneo
- Semimembranáceo
- Bíceps femoral
- Vasto medial
- Vasto lateral
- Reto femoral
- Glúteo máximo
- Glúteo médio
- Piriforme
- Eretor da espinha
- Tibial anterior
- Tibial posterior
- Sóleo
- Gastrocnêmio
- Deltoide
- Infraespinal
- Supraespinal
- Redondo menor

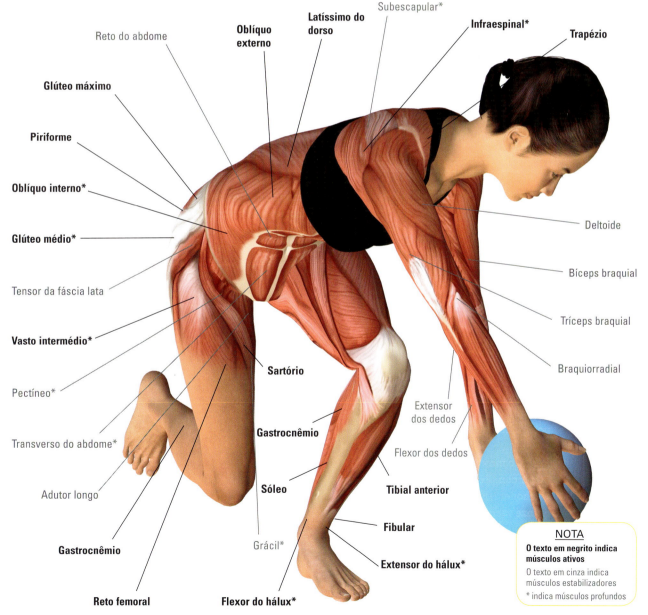

NOTA
O texto em negrito indica músculos ativos
O texto em cinza indica músculos estabilizadores
* indica músculos profundos

ABDOMINAL REMADOR

❶ Coloque-se em decúbito dorsal no solo. Erga levemente do solo as pernas, a cabeça, o pescoço e os ombros, sendo cuidadoso para não arquear a região lombar. Os braços devem permanecer elevados e paralelos ao solo.

FOCO MUSCULAR
- Reto do abdome
- Oblíquo interno
- Oblíquo externo
- Transverso do abdome
- Tensor da fáscia lata
- Vasto intermédio
- Reto femoral
- Vasto medial
- Ilíaco
- Piriforme

❷ Aproximando os joelhos em direção ao tronco, leve os braços para a frente, em direção aos tornozelos, de modo que o tronco se eleve completamente do solo.

❸ Lentamente, retorne à posição inicial, estendendo os joelhos e abaixando o tronco de volta à posição inicial.

❹ Repita o movimento sem se deitar completamente sobre o colchonete. Repita duas séries de quinze vezes.

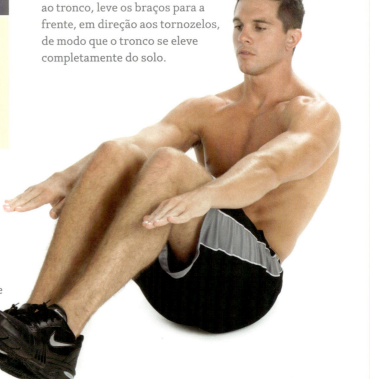

FORTALECIMENTO DO CORE • 91

GUIA DO EXERCÍCIO

ALVO
- Músculos abdominais

BENEFÍCIOS
- Aumenta a resistência abdominal
- Fortalece os flexores do quadril

NÃO ACONSELHÁVEL EM CASO DE
- Dor na região lombar

NOTA
O texto em negrito indica músculos ativos
O texto em cinza indica músculos estabilizadores
* indica músculos profundos

Quadrado do lombo*
Glúteo médio*
Piriforme
Glúteo máximo

Reto do abdome
Oblíquo externo
Oblíquo interno*
Vasto lateral

Transverso do abdome*
Tensor da fáscia lata
Iliopsoas*
Ilíaco*
Vasto intermédio*
Adutor longo
Reto femoral
Vasto medial

FAÇA CORRETAMENTE

PROCURE
- Manter o queixo alinhado.
- Manter os músculos da coxa contraídos durante o exercício.

EVITE
- Permitir que os ombros subam em direção às orelhas.

ABDOMINAL CANIVETE

FORTALECIMENTO DO CORE

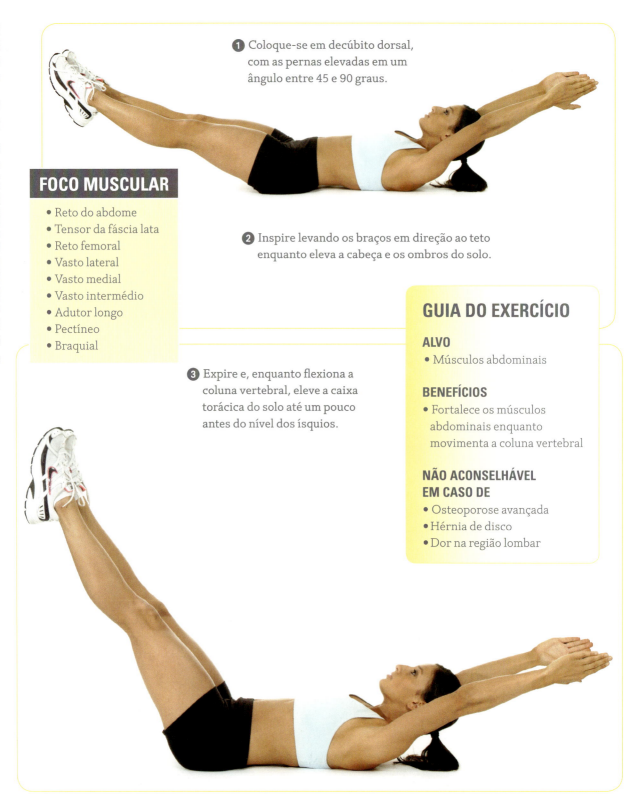

① Coloque-se em decúbito dorsal, com as pernas elevadas em um ângulo entre 45 e 90 graus.

② Inspire levando os braços em direção ao teto enquanto eleva a cabeça e os ombros do solo.

③ Expire e, enquanto flexiona a coluna vertebral, eleve a caixa torácica do solo até um pouco antes do nível dos ísquios.

FOCO MUSCULAR
- Reto do abdome
- Tensor da fáscia lata
- Reto femoral
- Vasto lateral
- Vasto medial
- Vasto intermédio
- Adutor longo
- Pectíneo
- Braquial

GUIA DO EXERCÍCIO

ALVO
- Músculos abdominais

BENEFÍCIOS
- Fortalece os músculos abdominais enquanto movimenta a coluna vertebral

NÃO ACONSELHÁVEL EM CASO DE
- Osteoporose avançada
- Hérnia de disco
- Dor na região lombar

FORTALECIMENTO DO CORE • 93

④ Inspire e leve os braços em direção aos dedos dos pés, mantendo as costas em curva C. Expire e desça a coluna vertebral, articulando uma vértebra por vez. Retorne à posição inicial.

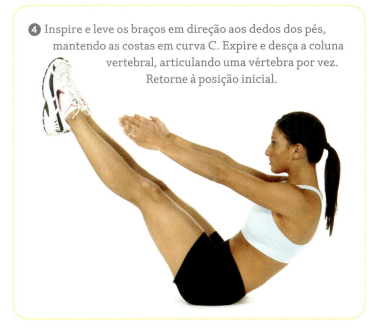

FAÇA CORRETAMENTE

PROCURE
- Alinhe a coluna vertebral nos movimentos de subida e descida.
- Manter o pescoço alongado e relaxado, minimizando a tensão na parte superior da coluna vertebral.

EVITE
- Utilizar a impulsão para auxiliá-lo no exercício. Utilize os músculos abdominais para elevar as pernas e o tronco.

NOTA
O texto em negrito indica músculos ativos
O texto em cinza indica músculos estabilizadores
* indica músculos profundos

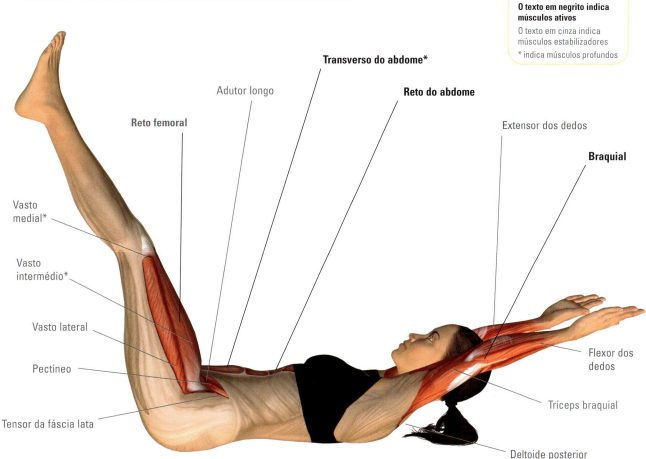

Vasto medial*
Vasto intermédio*
Vasto lateral
Pectíneo
Tensor da fáscia lata
Reto femoral
Adutor longo
Transverso do abdome*
Reto do abdome
Extensor dos dedos
Braquial
Flexor dos dedos
Tríceps braquial
Deltoide posterior

GIRO RUSSO

FORTALECIMENTO DO CORE

FOCO MUSCULAR
- Reto do abdome
- Oblíquo interno
- Oblíquo externo
- Transverso do abdome
- Vasto intermédio
- Reto femoral
- Ilíaco
- Iliopsoas

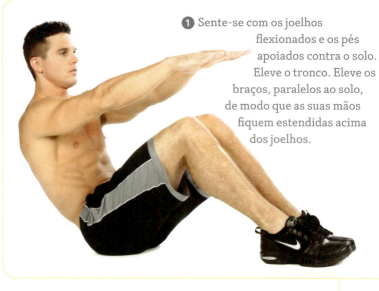

❶ Sente-se com os joelhos flexionados e os pés apoiados contra o solo. Eleve o tronco. Eleve os braços, paralelos ao solo, de modo que as suas mãos fiquem estendidas acima dos joelhos.

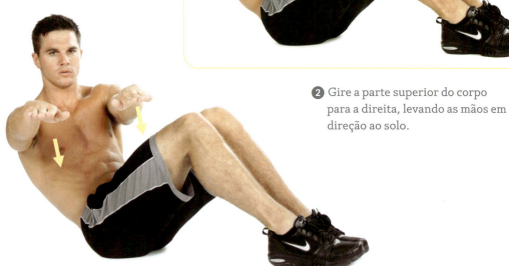

❷ Gire a parte superior do corpo para a direita, levando as mãos em direção ao solo.

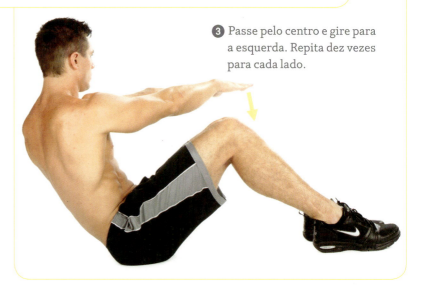

❸ Passe pelo centro e gire para a esquerda. Repita dez vezes para cada lado.

GUIA DO EXERCÍCIO

ALVO
- Músculos abdominais
- Músculos flexores do quadril
- Quadríceps

BENEFÍCIOS
- Aumenta a resistência abdominal
- Fortalece os flexores do quadril

FORTALECIMENTO DO CORE • 95

MODIFICAÇÃO
Mais difícil: eleve os pés do solo e gire o tronco de um lado a outro, retraindo e estendendo os joelhos durante o movimento.

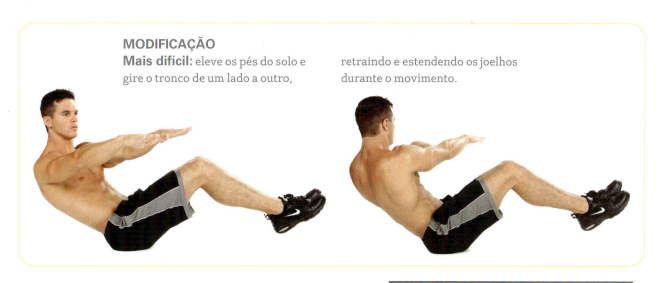

FAÇA CORRETAMENTE

PROCURE
- Manter os pés apoiados contra o solo durante o movimento de rotação.
- Manter os joelhos firmemente unidos.
- Manter o pescoço e os ombros relaxados.

EVITE
- Desviar os pés ou os joelhos para os lados enquanto você gira.

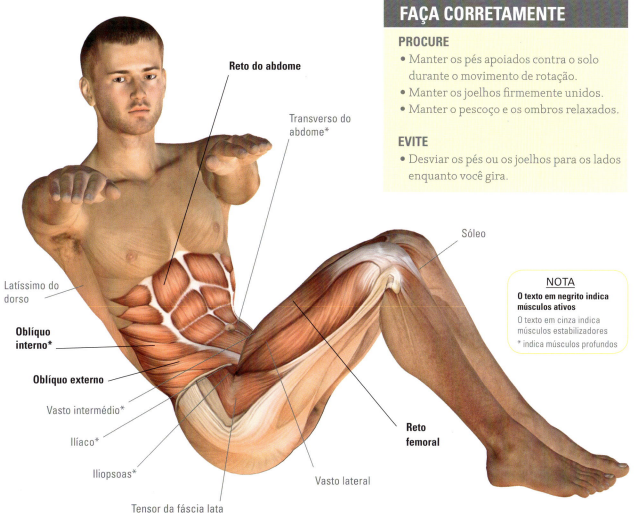

NOTA
O texto em negrito indica músculos ativos
O texto em cinza indica músculos estabilizadores
* indica músculos profundos

PRANCHA COM TRAÇÃO DE JOELHO

FORTALECIMENTO DO CORE

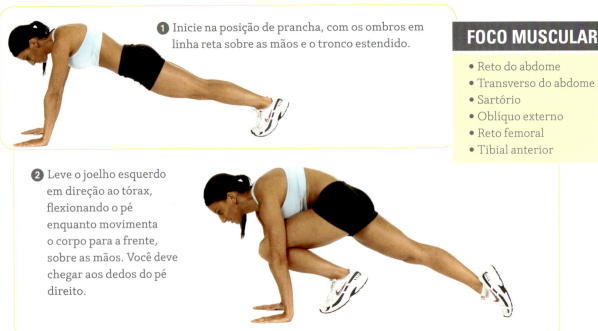

① Inicie na posição de prancha, com os ombros em linha reta sobre as mãos e o tronco estendido.

② Leve o joelho esquerdo em direção ao tórax, flexionando o pé enquanto movimenta o corpo para a frente, sobre as mãos. Você deve chegar aos dedos do pé direito.

FOCO MUSCULAR
- Reto do abdome
- Transverso do abdome
- Sartório
- Oblíquo externo
- Reto femoral
- Tibial anterior

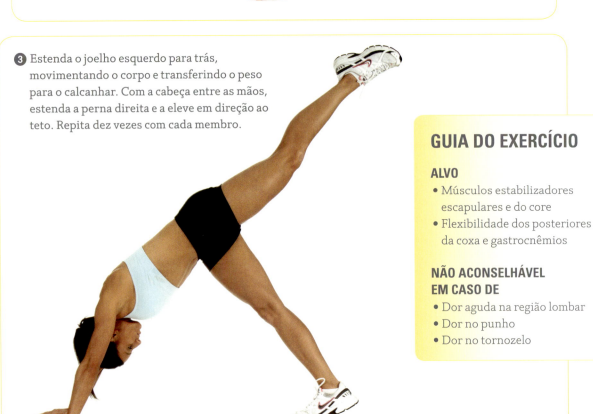

③ Estenda o joelho esquerdo para trás, movimentando o corpo e transferindo o peso para o calcanhar. Com a cabeça entre as mãos, estenda a perna direita e a eleve em direção ao teto. Repita dez vezes com cada membro.

GUIA DO EXERCÍCIO

ALVO
- Músculos estabilizadores escapulares e do core
- Flexibilidade dos posteriores da coxa e gastrocnêmios

NÃO ACONSELHÁVEL EM CASO DE
- Dor aguda na região lombar
- Dor no punho
- Dor no tornozelo

FORTALECIMENTO DO CORE • 97

FAÇA CORRETAMENTE

PROCURE
- Alinhar os ombros sobre as mãos e flexionar os dedos dos pés durante o movimento para dentro.

EVITE
- Flexionar o joelho da perna de apoio.

NOTA
O texto em negrito indica músculos ativos
O texto em cinza indica músculos estabilizadores
* indica músculos profundos

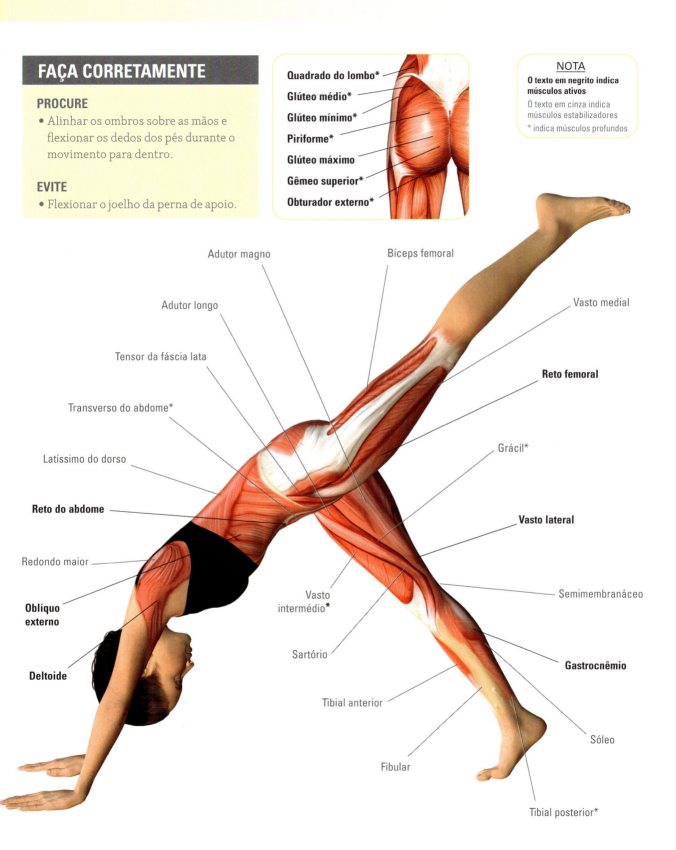

FLEXÃO LATERAL

FORTALECIMENTO DO CORE

① Coloque-se em decúbito lateral esquerdo, com o braço direito posicionado atrás da cabeça e o esquerdo apoiado sobre a coxa. Contraia firmemente as pernas.

② Contraia os músculos abdominais e eleve ambas as pernas do chão.

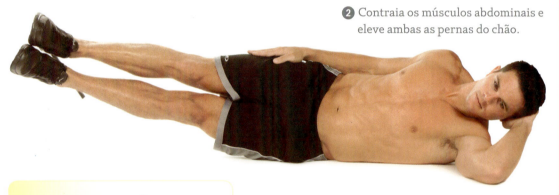

GUIA DO EXERCÍCIO

ALVO
- Músculos oblíquos
- Músculos abdominais

BENEFÍCIOS
- Fortalece e estabiliza o corpo

NÃO ACONSELHÁVEL EM CASO DE
- Dor na região lombar

FOCO MUSCULAR
- Reto do abdome
- Transverso do abdome
- Oblíquo externo
- Oblíquo interno

NOTA
O texto em negrito indica músculos ativos
O texto em cinza indica músculos estabilizadores
* indica músculos profundos

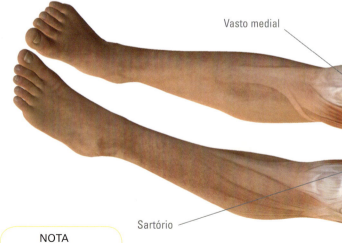

Vasto medial
Sartório
Vasto lateral

FORTALECIMENTO DO CORE • 99

FAÇA CORRETAMENTE

PROCURE
- Contrair os glúteos antes da elevação para estabilizar melhor a pelve.
- Manter o pescoço alongado.
- Deslizar a mão sobre a perna de cima enquanto você realiza a flexão.

❸ Deslizando a mão direita pela perna estendida, eleve a cabeça e contraia os músculos oblíquos das partes superior e inferior do corpo simultaneamente. Repita dez vezes para cada lado.

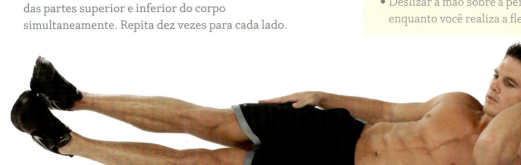

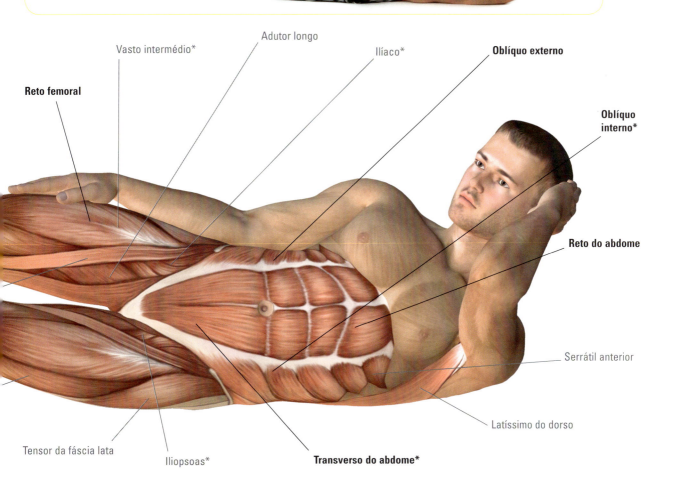

PRANCHA LATERAL COM ROTAÇÃO

FORTALECIMENTO DO CORE

GUIA DO EXERCÍCIO

ALVO
- Ombros
- Músculos abdominais

BENEFÍCIOS
- Exercita todo o corpo
- Aumenta a resistência

NÃO ACONSELHÁVEL EM CASO DE
- Problemas no ombro
- Dor nas costas
- Lesão no punho

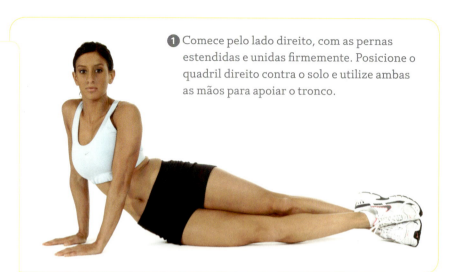

❶ Comece pelo lado direito, com as pernas estendidas e unidas firmemente. Posicione o quadril direito contra o solo e utilize ambas as mãos para apoiar o tronco.

❷ Posicione a mão direita diretamente abaixo do ombro e empurre seu corpo para cima, em uma prancha lateral com o equilíbrio proporcionado pelo braço.

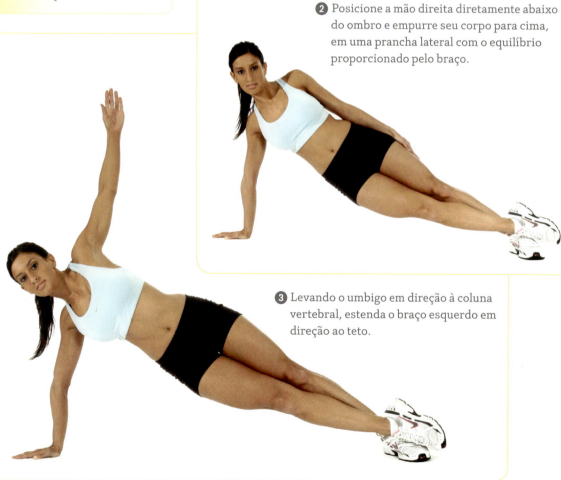

❸ Levando o umbigo em direção à coluna vertebral, estenda o braço esquerdo em direção ao teto.

FORTALECIMENTO DO CORE • 101

FAÇA CORRETAMENTE

PROCURE
- Alongar os membros o máximo possível.
- Manter os ombros estáveis.
- Elevar bem os quadris para reduzir o peso sobre a parte superior do corpo.

EVITE
- Permitir que os ombros desçam às suas cavidades.

④ Traga o braço esquerdo para baixo, próximo ao tronco, girando a parte superior do corpo para a direita. Mantenha a posição durante a contagem.

⑤ Retorne à posição inicial, com o quadril sobre o solo e ambas as mãos apoiando o tronco. Repita a sequência quatro a seis vezes e, em seguida, troque de lado.

FOCO MUSCULAR

- Latíssimo do dorso
- Reto do abdome
- Oblíquo interno
- Oblíquo externo
- Transverso do abdome
- Adutor magno
- Adutor longo
- Deltoide

NOTA
O texto em negrito indica músculos ativos
O texto em cinza indica músculos estabilizadores
* indica músculos profundos

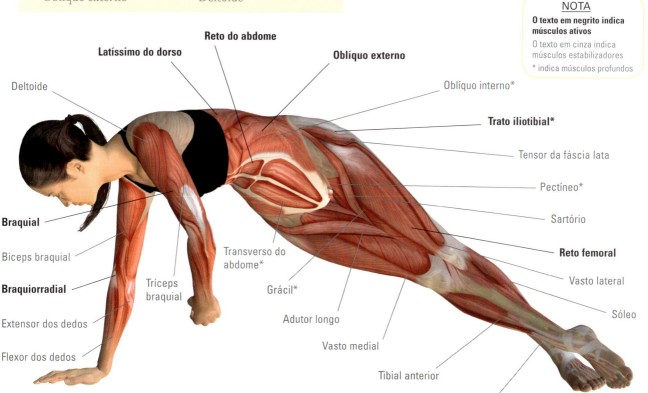

102 • TREINAMENTO DO CORE – ANATOMIA ILUSTRADA

GIRO DE QUADRIL

FORTALECIMENTO DO CORE

FOCO MUSCULAR

- Tensor da fáscia lata
- Reto femoral
- Vasto lateral
- Bíceps femoral
- Glúteo máximo
- Glúteo médio
- Trato iliotibial
- Sartório
- Vasto medial
- Vasto intermédio
- Adutor longo

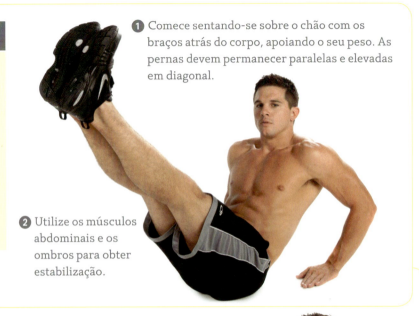

① Comece sentando-se sobre o chão com os braços atrás do corpo, apoiando o seu peso. As pernas devem permanecer paralelas e elevadas em diagonal.

② Utilize os músculos abdominais e os ombros para obter estabilização.

③ Comece trazendo ambas as pernas para o lado do corpo, à direita.

④ Continue a realizar um círculo com as pernas para o lado do corpo e abaixe o quanto for possível e enquanto a estabilização pélvica puder ser mantida.

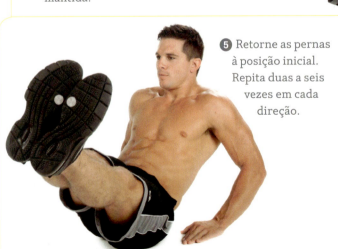

⑤ Retorne as pernas à posição inicial. Repita duas a seis vezes em cada direção.

FAÇA CORRETAMENTE

PROCURE
- Estender as pernas enquanto você se move de um lado a outro.
- Manter os braços bem apoiados, a partir dos ombros, para obter uma melhor estabilização do tronco.
- Alongar o pescoço.

EVITE
- Tensionar os músculos do pescoço e os dos ombros.

FORTALECIMENTO DO CORE • 103

GUIA DO EXERCÍCIO

ALVO
- Músculos abdominais

BENEFÍCIOS
- Fortalece os músculos abdominais contra a força da gravidade e contra o peso das pernas

NÃO ACONSELHÁVEL EM CASO DE
- Dor nas costas
- Instabilidade do quadril

NOTA
O texto em negrito indica músculos ativos
O texto em cinza indica músculos estabilizadores
* indica músculos profundos

Adutor longo
Sartório
Vasto medial

Reto do abdome
Oblíquo externo
Transverso do abdome*
Vasto intermédio*
Reto femoral
Vasto lateral
Bíceps femoral
Glúteo máximo
Trato iliotibial
Tensor da fáscia lata
Glúteo médio*
Flexor dos dedos
Extensor dos dedos
Oblíquo interno*
Braquial
Tríceps braquial
Bíceps braquial
Deltoide posterior
Deltoide anterior

FLEXÃO LATERAL AJOELHADO

FORTALECIMENTO DO CORE

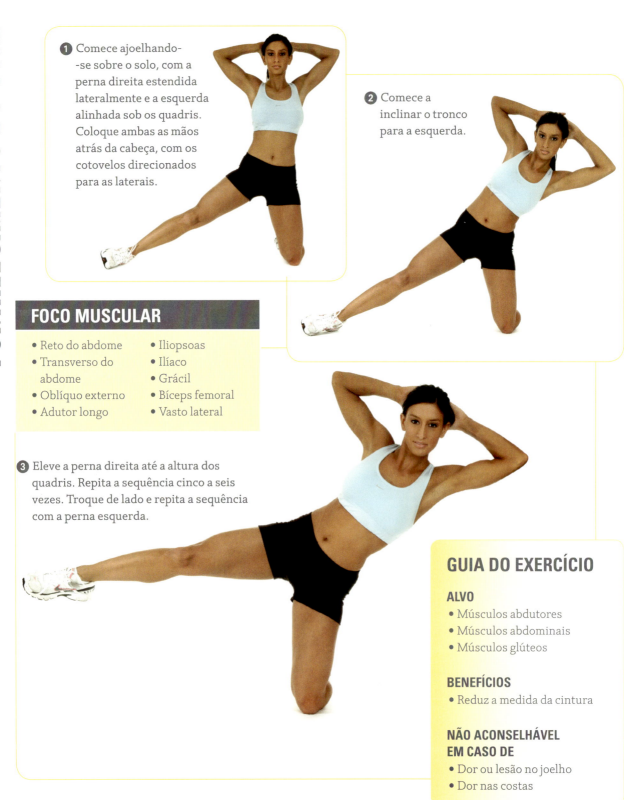

① Comece ajoelhando-se sobre o solo, com a perna direita estendida lateralmente e a esquerda alinhada sob os quadris. Coloque ambas as mãos atrás da cabeça, com os cotovelos direcionados para as laterais.

② Comece a inclinar o tronco para a esquerda.

③ Eleve a perna direita até a altura dos quadris. Repita a sequência cinco a seis vezes. Troque de lado e repita a sequência com a perna esquerda.

FOCO MUSCULAR

- Reto do abdome
- Transverso do abdome
- Oblíquo externo
- Adutor longo
- Iliopsoas
- Ilíaco
- Grácil
- Bíceps femoral
- Vasto lateral

GUIA DO EXERCÍCIO

ALVO
- Músculos abdutores
- Músculos abdominais
- Músculos glúteos

BENEFÍCIOS
- Reduz a medida da cintura

NÃO ACONSELHÁVEL EM CASO DE
- Dor ou lesão no joelho
- Dor nas costas

FORTALECIMENTO DO CORE • 105

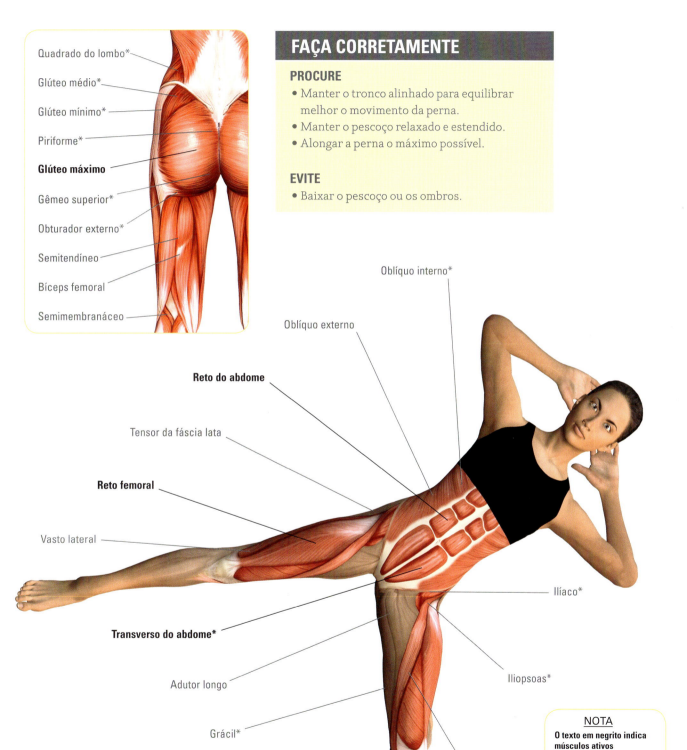

FAÇA CORRETAMENTE

PROCURE
- Manter o tronco alinhado para equilibrar melhor o movimento da perna.
- Manter o pescoço relaxado e estendido.
- Alongar a perna o máximo possível.

EVITE
- Baixar o pescoço ou os ombros.

NOTA
O texto em negrito indica músculos ativos
O texto em cinza indica músculos estabilizadores
* indica músculos profundos

FLEXÃO LATERAL AJOELHADO - COM CHUTE

FORTALECIMENTO DO CORE

FOCO MUSCULAR

- Reto do abdome
- Transverso do abdome
- Oblíquo externo
- Oblíquo interno
- Glúteo médio
- Glúteo máximo
- Adutor longo
- Grácil
- Tensor da fáscia lata
- Sartório
- Reto femoral
- Ilíaco
- Iliopsoas
- Vasto lateral

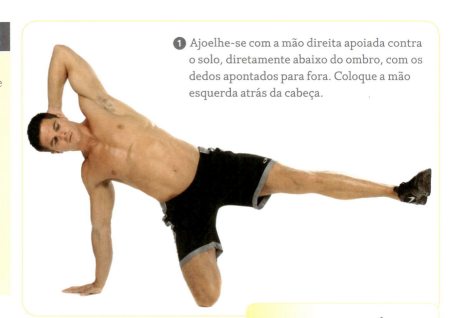

❶ Ajoelhe-se com a mão direita apoiada contra o solo, diretamente abaixo do ombro, com os dedos apontados para fora. Coloque a mão esquerda atrás da cabeça.

❷ Eleve a perna esquerda até a altura do quadril e a estenda até o calcanhar. Mantenha todo o corpo alinhado em um plano, de modo que não ocorra rotação.

❸ Chute a perna esquerda à frente do seu corpo, flexionando o pé e tentando não movê-lo ao nível da cintura.

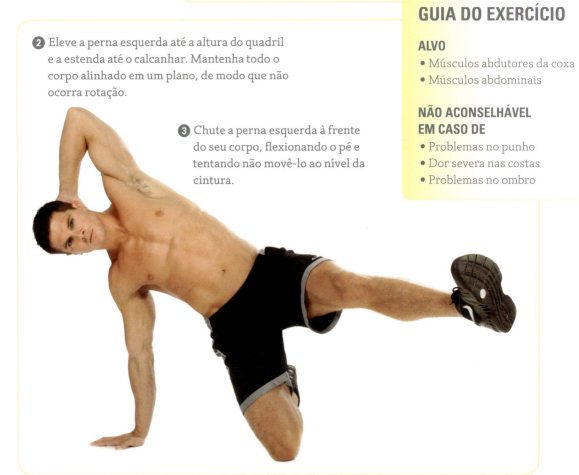

GUIA DO EXERCÍCIO

ALVO
- Músculos abdutores da coxa
- Músculos abdominais

NÃO ACONSELHÁVEL EM CASO DE
- Problemas no punho
- Dor severa nas costas
- Problemas no ombro

FORTALECIMENTO DO CORE • 107

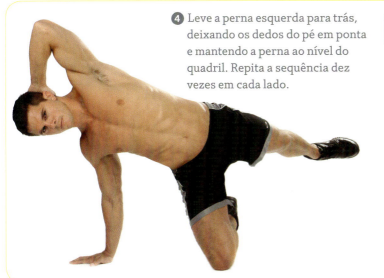

④ Leve a perna esquerda para trás, deixando os dedos do pé em ponta e mantendo a perna ao nível do quadril. Repita a sequência dez vezes em cada lado.

FAÇA CORRETAMENTE

PROCURE
- Sustentar o peso sobre a palma da mão para ajudar a manter o equilíbrio.
- Manter o pescoço estendido e relaxado.
- Alinhar o corpo, de modo que os ombros, os quadris e as pernas fiquem alinhados para ativar melhor os músculos profundos.

EVITE
- Oscilar o movimento da perna. Em vez disso, realize um movimento reduzido.

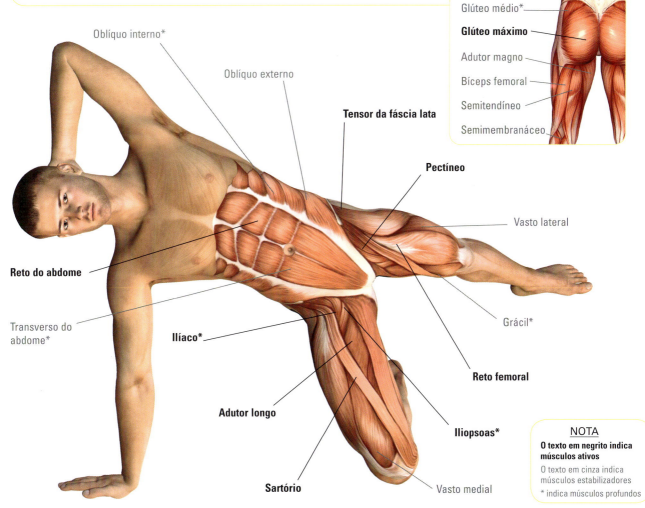

NOTA
O texto em negrito indica músculos ativos
O texto em cinza indica músculos estabilizadores
* indica músculos profundos

INFRA ABDOMINAL

FORTALECIMENTO DO CORE

GUIA DO EXERCÍCIO

ALVO
- Músculos abdominais
- Tríceps

BENEFÍCIOS
- Fortalece os músculos estabilizadores do core e da pelve
- Tonifica a porção inferior dos músculos abdominais

NÃO ACONSELHÁVEL EM CASO DE
- Dor nas costas
- Dor no pescoço
- Dor no ombro

❶ Deite-se com as pernas cruzadas no ar ao nível dos tornozelos, com os joelhos estendidos. Coloque os braços no solo, estendidos nas laterais.

❷ Mova as pernas contraindo os glúteos, pressionando a face posterior dos braços para elevar os quadris.

❸ Lentamente, retorne os quadris ao solo. Repita dez vezes e, em seguida, troque pela perna oposta cruzada na sua frente.

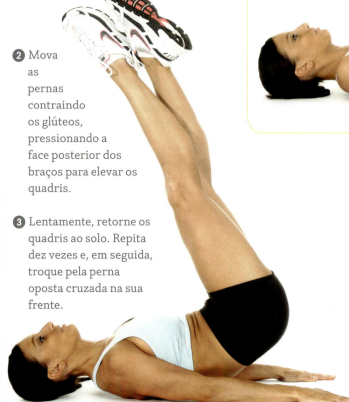

FAÇA CORRETAMENTE

PROCURE
- Manter as pernas estendidas e firmes durante o exercício.
- Relaxar o pescoço e os ombros enquanto eleva os quadris.

EVITE
- Realizar movimento brusco ou utilizar impulso para elevar os quadris.

FORTALECIMENTO DO CORE • 109

FOCO MUSCULAR

- Reto do abdome
- Transverso do abdome
- Vasto intermédio
- Tensor da fáscia lata
- Glúteo máximo
- Glúteo médio
- Tríceps braquial
- Reto femoral
- Ilíaco
- Iliopsoas

MODIFICAÇÃO
Mais difícil: mantendo os quadris apoiados no solo, levante os braços em direção ao teto. Leve os braços em direção aos dedos dos pés enquanto eleva os ombros do solo.

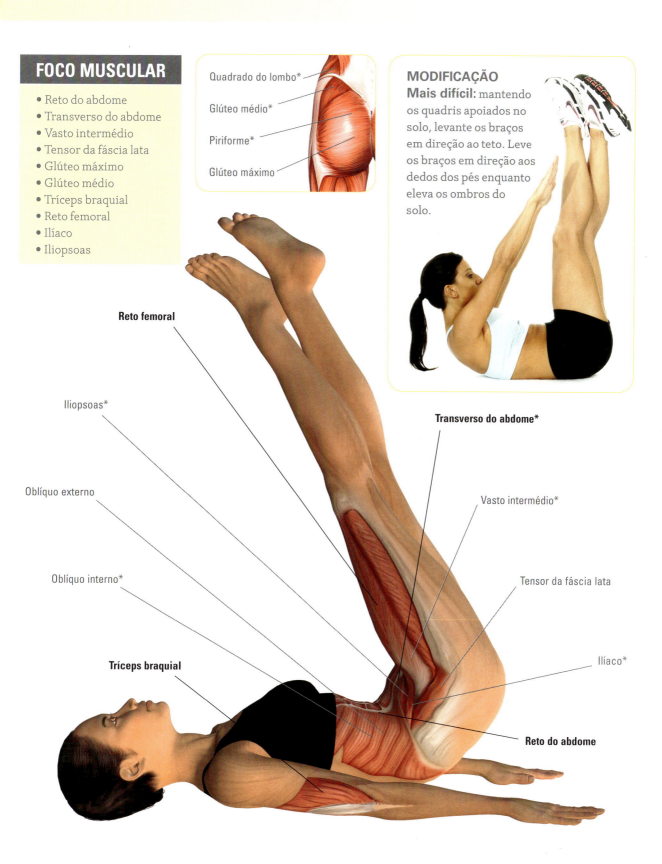

CAMINHADA COM MÃOS

FORTALECIMENTO DO CORE

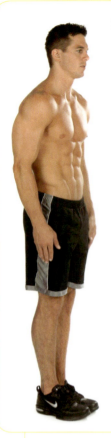

❶ Fique em pé, ereto, com os braços nas laterais do corpo.

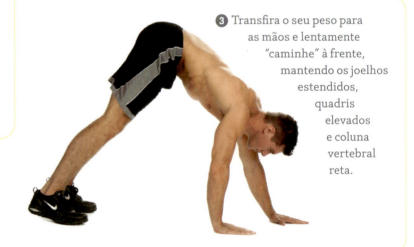

❷ Flexione o corpo para a frente a partir do nível da cintura e coloque as mãos no solo, à sua frente, em uma distância ligeiramente maior do que a dos seus pés. Mantenha os joelhos o mais estendidos possível.

❸ Transfira o seu peso para as mãos e lentamente "caminhe" à frente, mantendo os joelhos estendidos, quadris elevados e coluna vertebral reta.

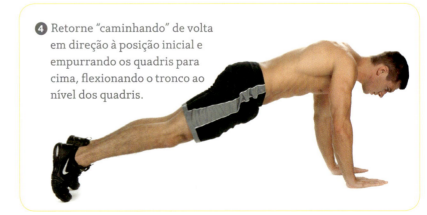

❹ Retorne "caminhando" de volta em direção à posição inicial e empurrando os quadris para cima, flexionando o tronco ao nível dos quadris.

FAÇA CORRETAMENTE

PROCURE
- Manter a coluna vertebral e as pernas estendidas.
- Realizar um movimento controlado e estável.

EVITE
- Flexionar os joelhos.
- Permitir que a coluna vertebral se curve.
- Flexionar os cotovelos.

FORTALECIMENTO DO CORE • 111

GUIA DO EXERCÍCIO

ALVO
- Estabilidade do tronco
- Músculos abdominais

BENEFÍCIOS
- Estabiliza o core
- Fortalece os músculos abdominais

NÃO ACONSELHÁVEL EM CASO DE
- Problemas no ombro
- Dor na região lombar

FOCO MUSCULAR

- Peitoral maior
- Peitoral menor
- Coracobraquial
- Deltoide anterior
- Tríceps braquial
- Iliopsoas
- Vasto lateral
- Vasto medial
- Vasto intermédio
- Reto femoral
- Transverso do abdome
- Serrátil anterior
- Eretor da espinha
- Trapézio
- Latíssimo do dorso
- Quadrado do lombo
- Braquial
- Tibial anterior
- Flexor radial do carpo
- Extensor dos dedos
- Extensor radial do carpo
- Bíceps braquial

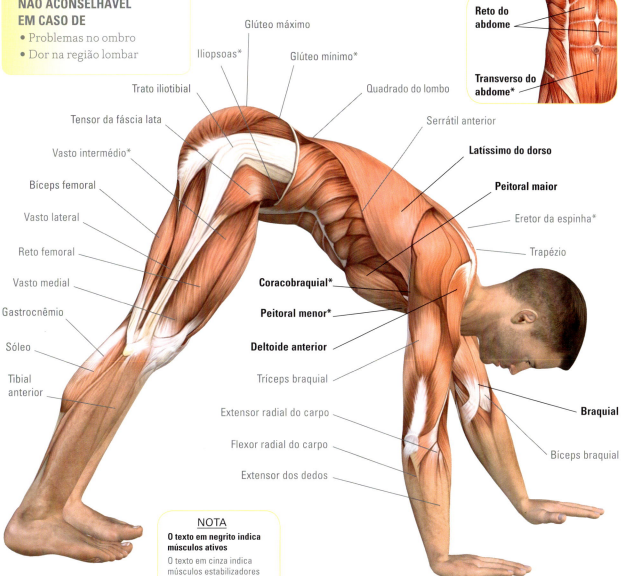

NOTA
O texto em negrito indica músculos ativos
O texto em cinza indica músculos estabilizadores
* indica músculos profundos

ABDOMINAL NA CADEIRA

FORTALECIMENTO DO CORE

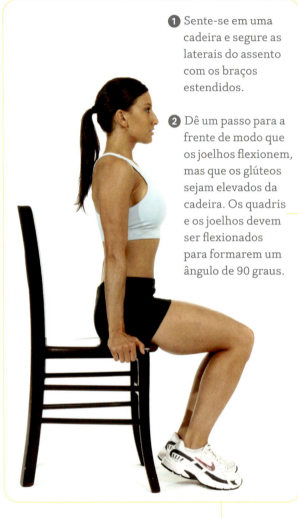

① Sente-se em uma cadeira e segure as laterais do assento com os braços estendidos.

② Dê um passo para a frente de modo que os joelhos flexionem, mas que os glúteos sejam elevados da cadeira. Os quadris e os joelhos devem ser flexionados para formarem um ângulo de 90 graus.

FAÇA CORRETAMENTE

PROCURE
- Manter a coluna vertebral em posição neutra durante o movimento.
- Alinhar os joelhos sobre os tornozelos.
- Manter o corpo próximo à cadeira.

EVITE
- Permitir que os ombros subam em direção às orelhas.

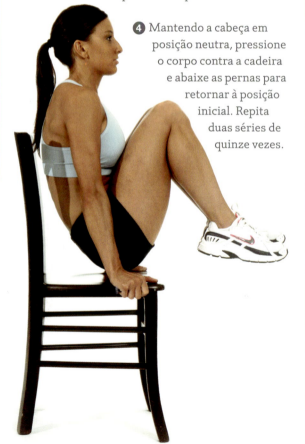

③ Encolha o cóccix em direção à frente da cadeira e flexione os joelhos em direção ao tórax. Flexione os cotovelos simultaneamente. Ao final do movimento, estenda os cotovelos e os pressione a partir dos ombros.

④ Mantendo a cabeça em posição neutra, pressione o corpo contra a cadeira e abaixe as pernas para retornar à posição inicial. Repita duas séries de quinze vezes.

GUIA DO EXERCÍCIO

ALVO
- Estabilizadores do ombro
- Tríceps

BENEFÍCIOS
- Fortalece a porção superior do corpo
- Aumenta a estabilidade do ombro

NÃO ACONSELHÁVEL EM CASO DE
- Dor no ombro
- Dor no pescoço

FORTALECIMENTO DO CORE • 113

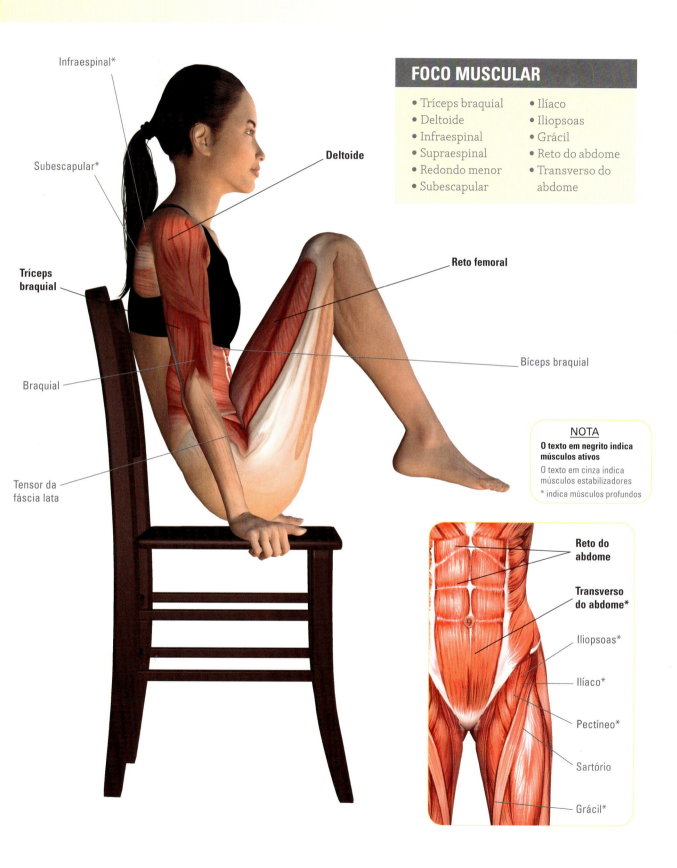

FOCO MUSCULAR

- Tríceps braquial
- Deltoide
- Infraespinal
- Supraespinal
- Redondo menor
- Subescapular
- Ilíaco
- Iliopsoas
- Grácil
- Reto do abdome
- Transverso do abdome

NOTA
O texto em negrito indica músculos ativos
O texto em cinza indica músculos estabilizadores
* indica músculos profundos

FLEXÃO DE BRAÇO - CAMINHANDO SOBRE O STEP

FORTALECIMENTO DO CORE

❶ Comece na posição de prancha, com a mão esquerda apoiada no solo e com a direita apoiada em uma caixa elevada ou em um step com altura entre 10 e 15 cm.

GUIA DO EXERCÍCIO

ALVO
- Fortalecimento e estabilização de todo o corpo

BENEFÍCIOS
- Fortalece os músculos estabilizadores pélvicos, do tronco e do ombro

NÃO ACONSELHÁVEL EM CASO DE
- Dor no ombro
- Dor nas costas
- Dor no pescoço

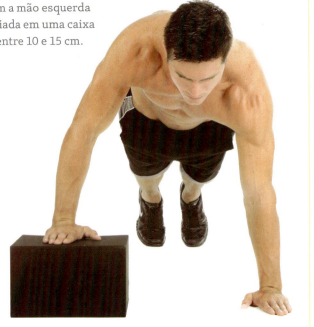

❷ Mantendo o tronco rígido e as pernas estendidas, flexione os cotovelos em posição de flexão.

❸ Eleve o tronco, estendendo os cotovelos para retornar à posição inicial.

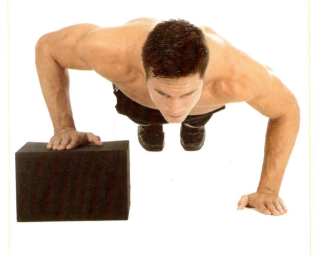

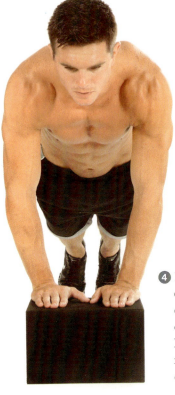

❹ Eleve a mão esquerda do solo e coloque-a ao lado da direita, no alto da caixa.

FORTALECIMENTO DO CORE • 115

FOCO MUSCULAR

- Vasto medial
- Vasto lateral
- Vasto intermédio
- Reto femoral
- Glúteo máximo
- Peitoral maior
- Peitoral menor
- Deltoide
- Tríceps braquial
- Reto do abdome
- Eretor da espinha
- Trapézio
- Latíssimo do dorso
- Quadrado do lombo

FAÇA CORRETAMENTE

PROCURE
- Alinhar as mãos abaixo dos ombros.

EVITE
- Inclinar os ombros para um lado.
- Desviar os quadris enquanto suas mãos "caminham".
- Estender o pescoço.

5 Eleve a mão direita da caixa, colocando-a no chão a, aproximadamente, uma distância de um ombro para a direita.

6 Flexione os cotovelos para realizar outra flexão, dessa vez do outro lado da caixa.

7 Retorne para o alto da caixa e repita. Realize cinco flexões de cada lado.

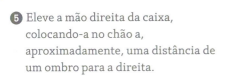

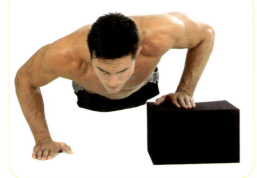

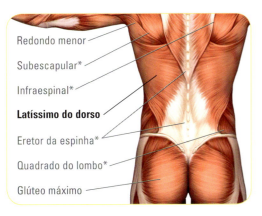

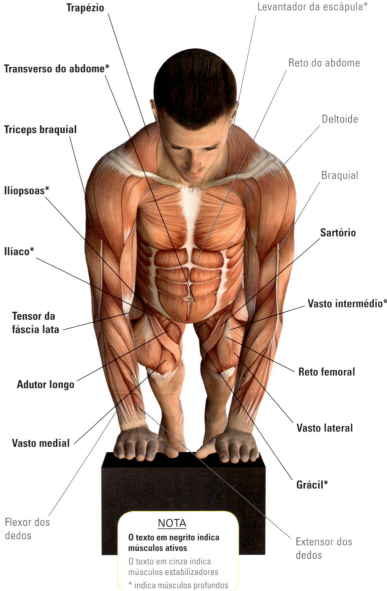

NOTA
O texto em negrito indica músculos ativos
O texto em cinza indica músculos estabilizadores
* indica músculos profundos

ROTAÇÃO DE TRONCO PARA OBLÍQUOS

FORTALECIMENTO DO CORE

① Sente-se com os braços estendidos lateralmente, paralelos ao chão.

② Contraia os músculos abdominais, levando a região umbilical em direção à coluna vertebral e alongando esta para cima.

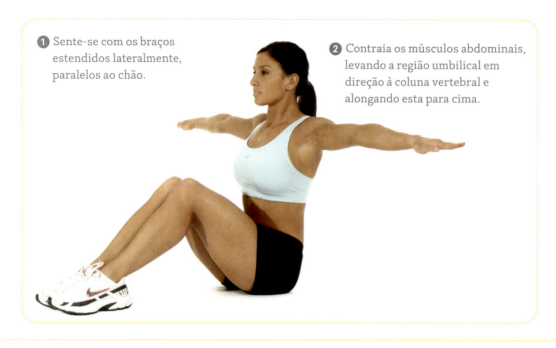

③ Role para trás enquanto gira, simultaneamente, o tronco para um lado.

④ Mantendo a flexão da coluna vertebral, gire o tronco de volta para o centro.

⑤ Gire para o outro lado, enfatizando as contrações abdominais.

⑥ Retorne novamente ao centro e repita a sequência quatro a seis vezes em cada lado.

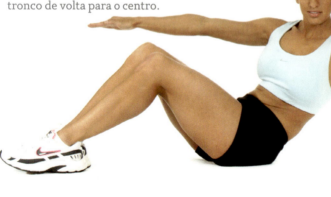

FOCO MUSCULAR
- Oblíquo externo
- Oblíquo interno
- Reto do abdome
- Transverso do abdome

FORTALECIMENTO DO CORE • 117

FAÇA CORRETAMENTE

PROCURE
- Estender os braços enquanto você rola para criar resistência por todo o tronco.
- Manter o pescoço relaxado e alongado para prevenir desconforto.
- Manter a coluna vertebral articulada enquanto você rola para cima e para baixo.

EVITE
- Tensionar os músculos do pescoço e dos ombros.

GUIA DO EXERCÍCIO

ALVO
- Músculos oblíquos

BENEFÍCIOS
- Visa os músculos oblíquos e os abdominais ao desafiar a capacidade de manter a curva C

NÃO ACONSELHÁVEL EM CASO DE
- Hérnia de disco

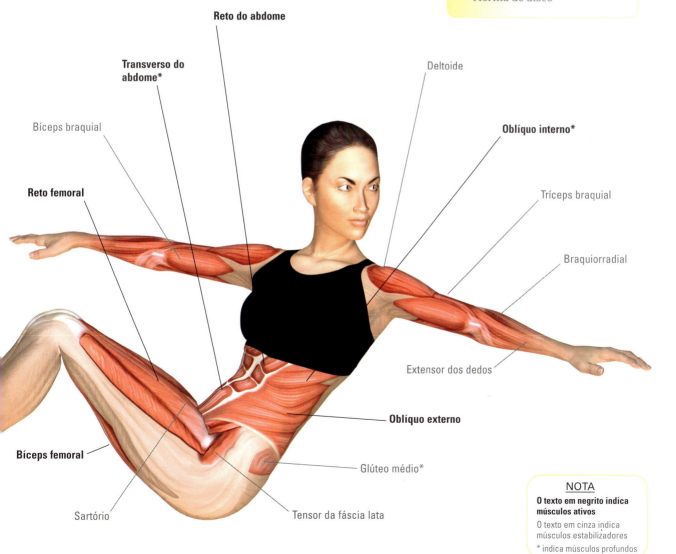

Reto do abdome

Transverso do abdome*

Deltoide

Bíceps braquial

Oblíquo interno*

Reto femoral

Tríceps braquial

Braquiorradial

Extensor dos dedos

Oblíquo externo

Bíceps femoral

Glúteo médio*

Sartório

Tensor da fáscia lata

NOTA
O texto em negrito indica músculos ativos
O texto em cinza indica músculos estabilizadores
* indica músculos profundos

ABDUÇÃO DO QUADRIL EM QUATRO APOIOS

FORTALECIMENTO DO CORE

① Ajoelhe-se apoiado nas mãos e nos joelhos, com a coluna vertebral em posição neutra.

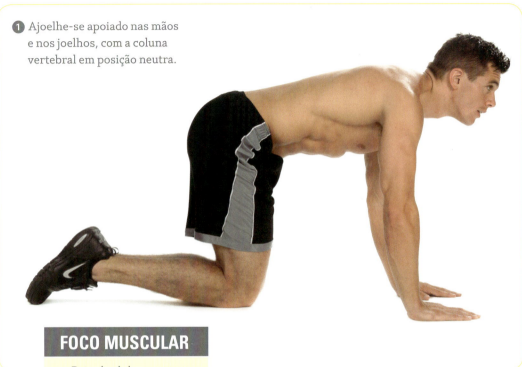

FOCO MUSCULAR
- Reto do abdome
- Oblíquo interno
- Oblíquo externo
- Transverso do abdome
- Glúteo máximo
- Glúteo médio
- Tensor da fáscia lata

② Mantenha o peso centrado e levante o joelho direito – ainda flexionado – para o lado.

③ Eleve e abaixe a perna sem mover os quadris. Repita dez vezes e, em seguida, troque de membro.

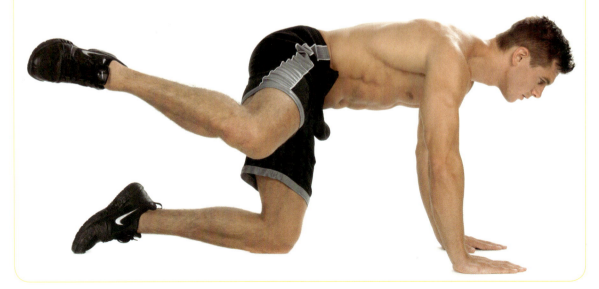

FORTALECIMENTO DO CORE • 119

GUIA DO EXERCÍCIO

ALVO
- Core
- Estabilizadores pélvicos
- Músculos abdutores da perna

BENEFÍCIOS
- Aumenta a estabilidade pélvica
- Fortalece os quadris e as pernas

NÃO ACONSELHÁVEL EM CASO DE
- Dor aguda nas costas
- Dor no punho

NOTA
O texto em negrito indica músculos ativos

O texto em cinza indica músculos estabilizadores

* indica músculos profundos

FAÇA CORRETAMENTE

PROCURE
- Manter a coluna vertebral em posição neutra para impedir que a região lombar se curve.
- Manter o queixo retraído e a cabeça em posição neutra.
- Pressionar as mãos contra o solo, afastando-as dos ombros, e impedir que os ombros subam em direção às orelhas.

EVITE
- Elevar o quadril quando levantar a perna.

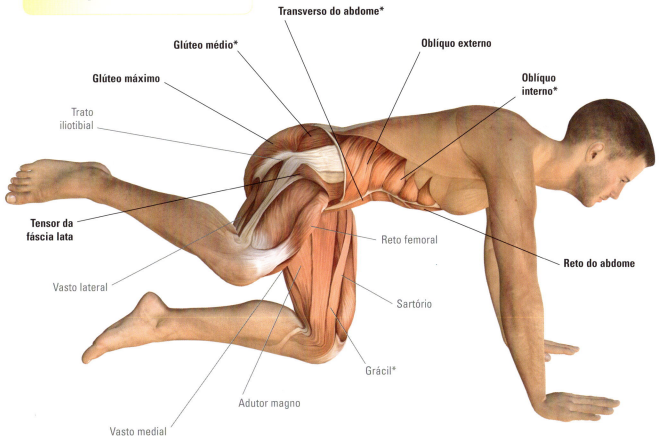

FLEXÃO DE QUADRIL EM PÉ

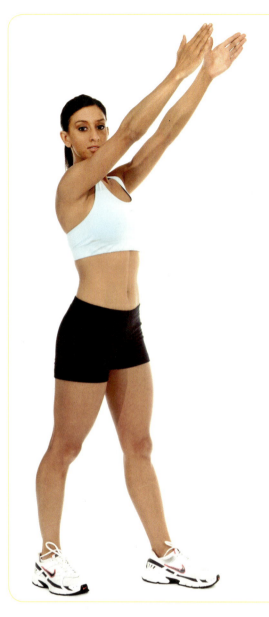

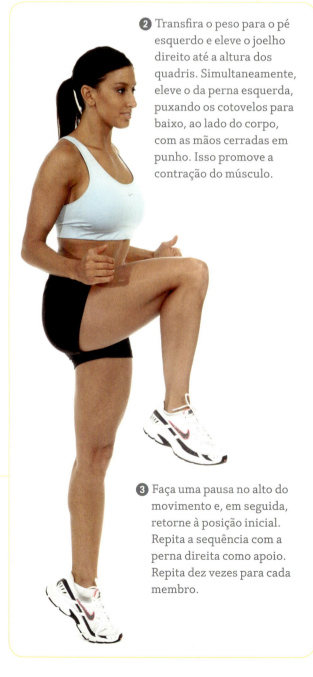

1 Em pé, ereto, com a perna esquerda à frente da direita, estenda as mãos em direção ao teto, mantendo os braços estendidos.

2 Transfira o peso para o pé esquerdo e eleve o joelho direito até a altura dos quadris. Simultaneamente, eleve o da perna esquerda, puxando os cotovelos para baixo, ao lado do corpo, com as mãos cerradas em punho. Isso promove a contração do músculo.

3 Faça uma pausa no alto do movimento e, em seguida, retorne à posição inicial. Repita a sequência com a perna direita como apoio. Repita dez vezes para cada membro.

FOCO MUSCULAR

- Reto do abdome
- Oblíquo interno
- Oblíquo externo
- Transverso do abdome
- Glúteo máximo
- Glúteo médio
- Tensor da fáscia lata
- Piriforme
- Ilíaco
- Iliopsoas
- Gastrocnêmio
- Sóleo

FORTALECIMENTO DO CORE • 121

GUIA DO EXERCÍCIO

ALVO
- Músculos estabilizadores pélvicos e do core
- Músculos abdominais
- Músculos glúteos

BENEFÍCIOS
- Fortalece o core
- Fortalece os músculos das panturrilhas e dos glúteos
- Melhora o equilíbrio

NÃO ACONSELHÁVEL EM CASO DE
- Dor no joelho

Transverso do abdome*

Ilíaco*

Iliopsoas*

Tríceps braquial

Oblíquo externo

Reto do abdome

Oblíquo interno*

Vasto intermédio*

Reto femoral

Vasto lateral

Sartório

Glúteo médio*

Tensor da fáscia lata

Piriforme

Glúteo máximo

Vasto medial

Gastrocnêmio

Sóleo

FAÇA CORRETAMENTE

PROCURE
- Manter a perna de apoio estendida enquanto eleva o pé.
- Manter os ombros relaxados enquanto leva os braços para baixo.
- Flexionar os dedos do pé da perna elevada.

EVITE
- Inclinar-se para a frente enquanto troca de perna.

NOTA
O texto em negrito indica músculos ativos
O texto em cinza indica músculos estabilizadores
* indica músculos profundos

EXERCÍCIOS COM ROLO DE ESPUMA

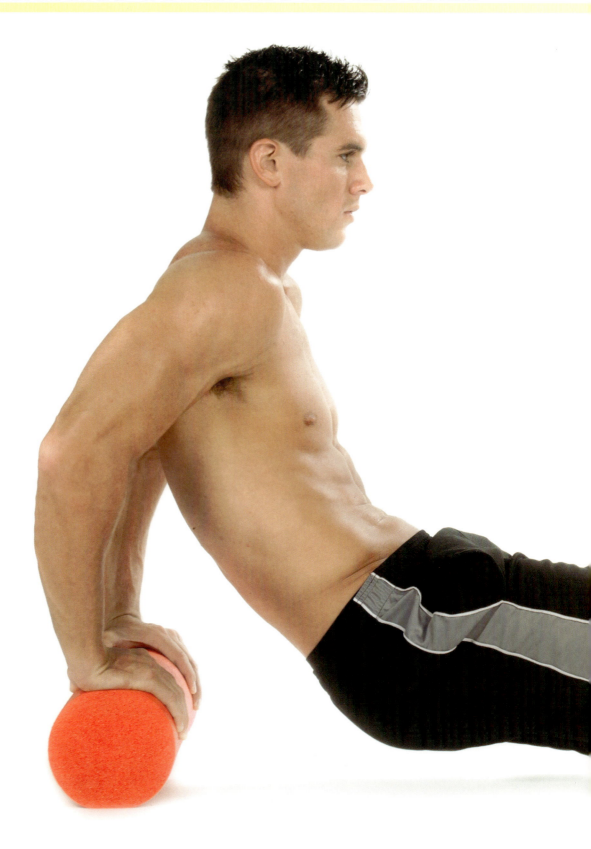

EXERCÍCIOS COM O ROLO DE ESPUMA • 123

Um rolo de espuma é um dos equipamentos de treinamento físico mais versáteis, acessíveis e fáceis de usar. Os rolos possuem diversos tamanhos, materiais e densidades e podem ser utilizados para alongamento, fortalecimento, treinamento de equilíbrio, treinamento de estabilidade e automassagem. Este capítulo apresentará vários exercícios com esse equipamento que incorporam tanto a estabilidade como o fortalecimento do core, os quais proporcionarão uma outra dimensão ao seu treinamento. Se você não tiver acesso a um rolo de espuma, você pode substituí-lo por uma boia espaguete ou por um rolo de toalha. Para fazer o rolo de toalha, coloque duas toalhas de banho juntas, enrole-as firmemente na direção de seu comprimento e, em seguida, passe fita adesiva nas extremidades. Embora um rolo de toalha funcione bem, o rolo de espuma densa proporciona melhores resultados.

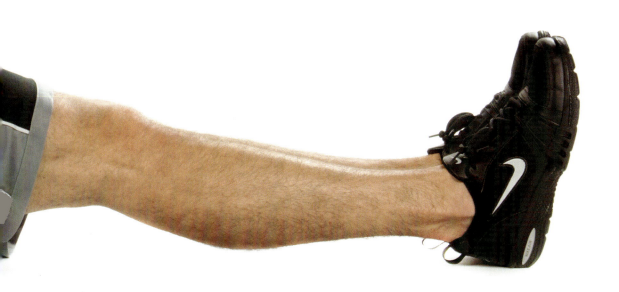

ENCOLHIMENTO DE JOELHOS

ROLO DE ESPUMA

① Coloque o rolo de espuma no solo. Ajoelhe-se sobre ele, com as mãos apoiadas contra o solo. As mãos devem ficar ligeiramente à frente do tronco, e os quadris devem ser mantidos acima da linha dos calcanhares.

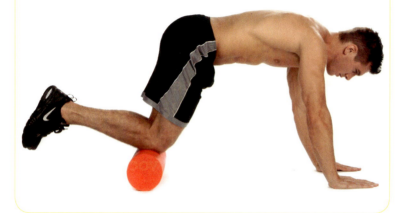

GUIA DO EXERCÍCIO

ALVO
- Tríceps
- Músculos abdominais
- Músculos da coxa

BENEFÍCIOS
- Melhora a estabilidade do core, da pelve e dos ombros

NÃO ACONSELHÁVEL EM CASO DE
- Dor no punho
- Dor no ombro
- Dificuldades para flexionar completamente os joelhos

② Curve o tronco enquanto leva os joelhos em direção às mãos, permitindo que o rolo se movimente em direção aos pés. Repita duas séries de quinze vezes.

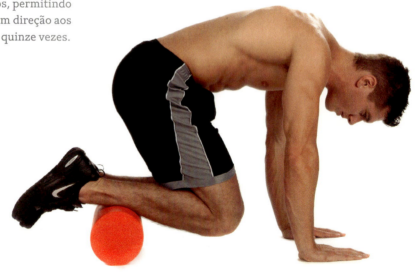

FAÇA CORRETAMENTE

PROCURE
- Manter as costas curvadas enquanto leva os joelhos para a frente.
- Manter a cabeça relaxada.
- Realizar transições suaves.

EVITE
- Permitir que os ombros subam em direção às orelhas.
- Mover a cabeça para a frente.

EXERCÍCIOS COM O ROLO DE ESPUMA • 125

MODIFICAÇÃO
Mais difícil: siga as instruções anteriores e, em seguida, flexione os cotovelos em apoio, depois, volte lentamente à posição inicial.

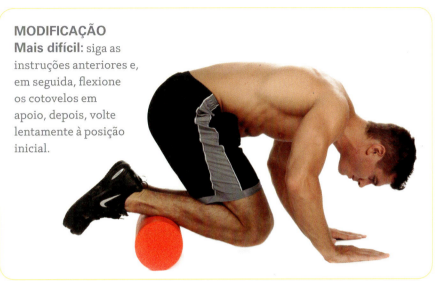

FOCO MUSCULAR
- Reto do abdome
- Transverso do abdome
- Tríceps braquial
- Serrátil anterior
- Trapézio
- Deltoide
- Reto femoral
- Vasto intermédio
- Vasto medial

NOTA
O texto em negrito indica músculos ativos
O texto em cinza indica músculos estabilizadores
* indica músculos profundos

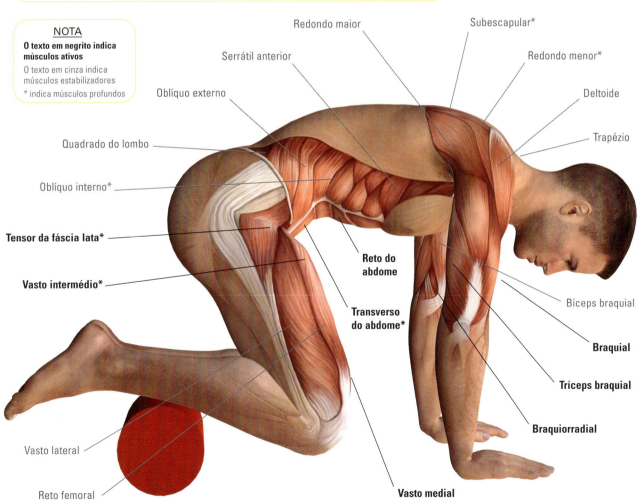

FLEXÃO DO TRONCO SOBRE O ROLO

ROLO DE ESPUMA

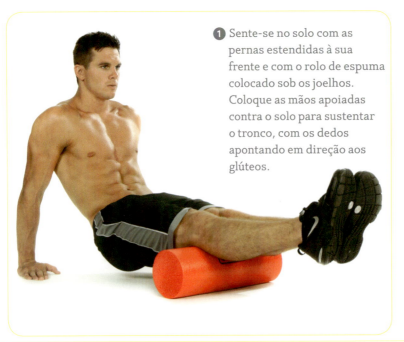

① Sente-se no solo com as pernas estendidas à sua frente e com o rolo de espuma colocado sob os joelhos. Coloque as mãos apoiadas contra o solo para sustentar o tronco, com os dedos apontando em direção aos glúteos.

GUIA DO EXERCÍCIO

ALVO
- Músculos abdominais
- Tríceps
- Músculos estabilizadores do ombro

BENEFÍCIOS
- Melhora a estabilidade do core, da pelve e dos ombros

NÃO ACONSELHÁVEL EM CASO DE
- Dor no punho
- Dor no ombro

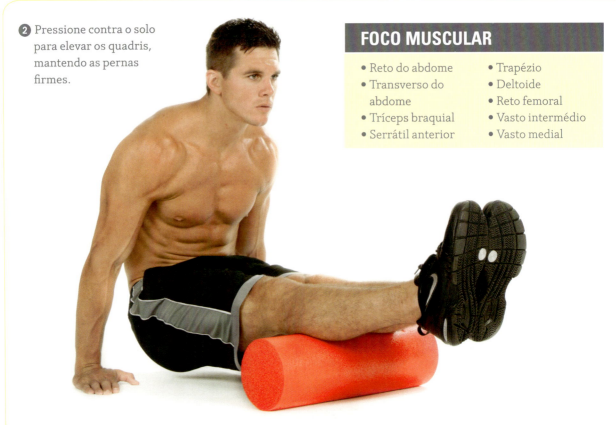

② Pressione contra o solo para elevar os quadris, mantendo as pernas firmes.

FOCO MUSCULAR

- Reto do abdome
- Transverso do abdome
- Tríceps braquial
- Serrátil anterior
- Trapézio
- Deltoide
- Reto femoral
- Vasto intermédio
- Vasto medial

EXERCÍCIOS COM O ROLO DE ESPUMA • 127

FAÇA CORRETAMENTE

PROCURE
- Realizar todo o movimento simultaneamente.
- Manter o pescoço e os ombros relaxados durante o exercício.

EVITE
- Permitir que os ombros subam em direção às orelhas.
- Flexionar os joelhos enquanto empurra para trás.

NOTA
O texto em negrito indica músculos ativos
O texto em cinza indica músculos estabilizadores
* indica músculos profundos

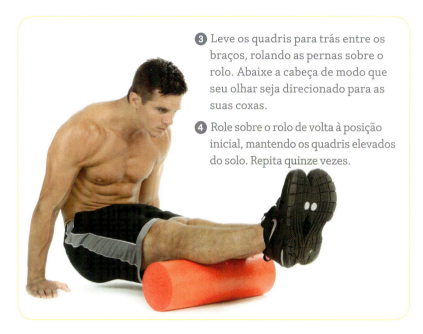

❸ Leve os quadris para trás entre os braços, rolando as pernas sobre o rolo. Abaixe a cabeça de modo que seu olhar seja direcionado para as suas coxas.

❹ Role sobre o rolo de volta à posição inicial, mantendo os quadris elevados do solo. Repita quinze vezes.

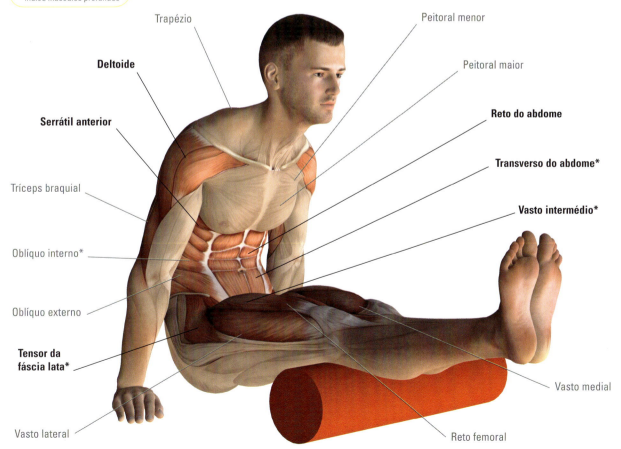

ELEVAÇÃO UNILATERAL DA PERNA SOBRE O ROLO

ROLO DE ESPUMA

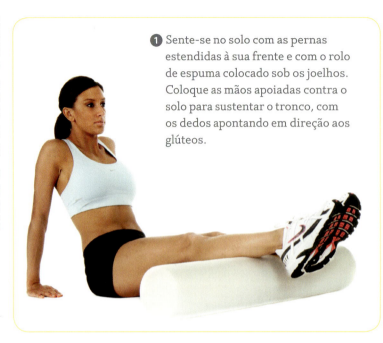

① Sente-se no solo com as pernas estendidas à sua frente e com o rolo de espuma colocado sob os joelhos. Coloque as mãos apoiadas contra o solo para sustentar o tronco, com os dedos apontando em direção aos glúteos.

GUIA DO EXERCÍCIO

ALVO
- Tríceps
- Músculos estabilizadores do ombro
- Músculos abdominais
- Músculos posteriores da coxa

BENEFÍCIOS
- Melhora a estabilidade do core, da pelve e dos ombros

NÃO ACONSELHÁVEL EM CASO DE
- Dor no punho
- Dor no ombro
- Desconforto atrás dos joelhos ou edema de joelho

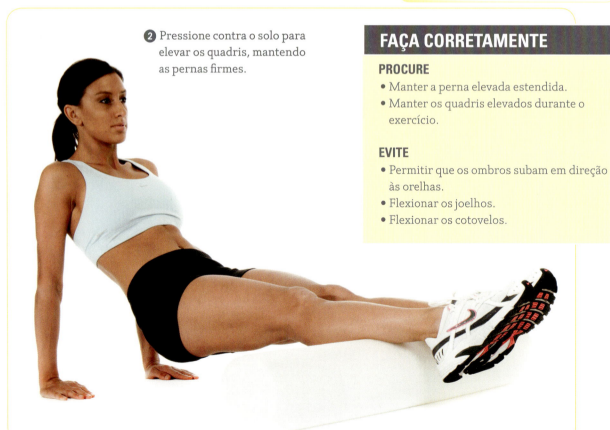

② Pressione contra o solo para elevar os quadris, mantendo as pernas firmes.

FAÇA CORRETAMENTE

PROCURE
- Manter a perna elevada estendida.
- Manter os quadris elevados durante o exercício.

EVITE
- Permitir que os ombros subam em direção às orelhas.
- Flexionar os joelhos.
- Flexionar os cotovelos.

EXERCÍCIOS COM O ROLO DE ESPUMA • 129

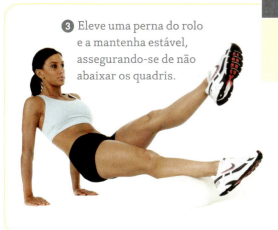

❸ Eleve uma perna do rolo e a mantenha estável, assegurando-se de não abaixar os quadris.

FOCO MUSCULAR

- Reto do abdome
- Transverso do abdome
- Tríceps braquial
- Serrátil anterior
- Deltoide
- Bíceps femoral
- Semitendíneo
- Semimembranáceo

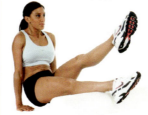

❹ Mantenha a perna elevada e empurre a perna oposta sobre o rolo, levando os quadris para trás, em direção às mãos.

❺ Retorne à posição inicial, rolando o músculo da panturrilha pelo rolo de espuma e mantendo a perna elevada em linha reta no ar. Repita a sequência 15 vezes em cada perna.

NOTA
O texto em negrito indica músculos ativos
O texto em cinza indica músculos estabilizadores
* indica músculos profundos

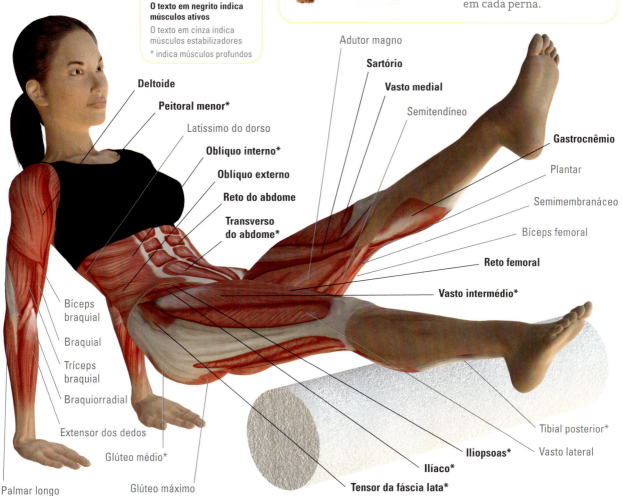

MERGULHO NO ROLO

ROLO DE ESPUMA

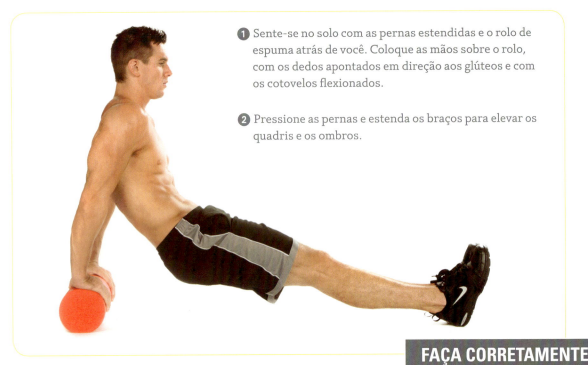

① Sente-se no solo com as pernas estendidas e o rolo de espuma atrás de você. Coloque as mãos sobre o rolo, com os dedos apontados em direção aos glúteos e com os cotovelos flexionados.

② Pressione as pernas e estenda os braços para elevar os quadris e os ombros.

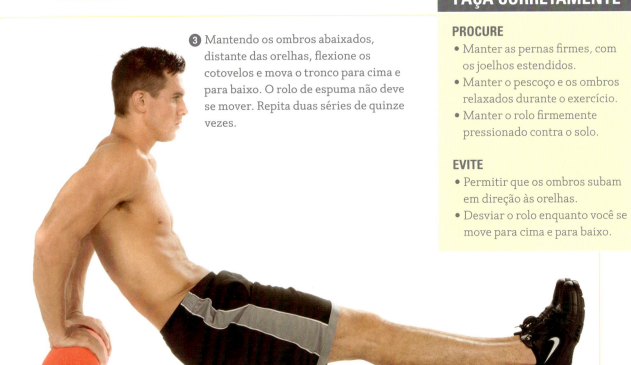

③ Mantendo os ombros abaixados, distante das orelhas, flexione os cotovelos e mova o tronco para cima e para baixo. O rolo de espuma não deve se mover. Repita duas séries de quinze vezes.

FAÇA CORRETAMENTE

PROCURE
- Manter as pernas firmes, com os joelhos estendidos.
- Manter o pescoço e os ombros relaxados durante o exercício.
- Manter o rolo firmemente pressionado contra o solo.

EVITE
- Permitir que os ombros subam em direção às orelhas.
- Desviar o rolo enquanto você se move para cima e para baixo.

EXERCÍCIOS COM O ROLO DE ESPUMA • 131

FOCO MUSCULAR
- Tríceps braquial
- Trapézio
- Romboide
- Deltoide
- Reto do abdome
- Transverso do abdome
- Serrátil anterior
- Bíceps femoral
- Semitendíneo
- Semimembranáceo

GUIA DO EXERCÍCIO

ALVO
- Tríceps
- Músculos estabilizadores do ombro
- Músculos abdominais
- Músculos posteriores da coxa

BENEFÍCIOS
- Melhora a estabilidade do core, da pelve e dos ombros

NÃO ACONSELHÁVEL EM CASO DE
- Dor no punho
- Dor no ombro
- Desconforto atrás dos joelhos ou edema de joelho

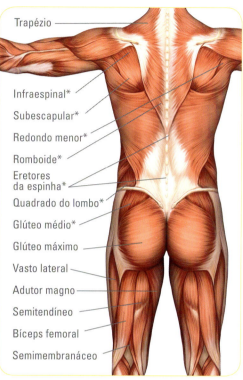

NOTA
O texto em negrito indica músculos ativos
O texto em cinza indica músculos estabilizadores
* indica músculos profundos

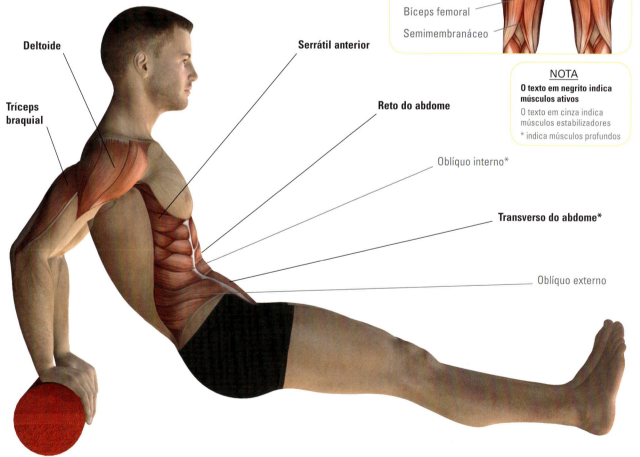

ABDOMINAL CANIVETE ALTERNADO

ROLO DE ESPUMA

① Deite-se completamente sobre o rolo de espuma, de modo que ele acompanhe a linha da coluna vertebral. Tanto os glúteos como os ombros devem permanecer em contato com o rolo.

② Com as pernas estendidas e os pés pressionados firmemente contra o solo, estenda os braços acima da cabeça.

FOCO MUSCULAR

- Reto do abdome
- Transverso do abdome
- Tríceps braquial
- Trapézio
- Peitoral maior
- Deltoide
- Serrátil anterior
- Reto femoral
- Vasto intermédio
- Bíceps femoral
- Semitendíneo
- Semimembranáceo

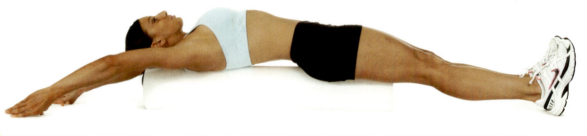

③ Eleve a cabeça, o pescoço e os ombros como se fosse fazer uma flexão abdominal. Deixe a perna direita e o braço esquerdo apoiados no solo, utilizando a mão como apoio. Eleve a perna esquerda e o braço direito e procure alcançar o tornozelo.

④ Lentamente, deslize sobre o rolo, abaixando os membros elevados. Repita o exercício com os membros opostos. Repita quinze vezes em cada lado.

FAÇA CORRETAMENTE

PROCURE
- Manter as pernas firmes durante o exercício.
- Manter os glúteos e os ombros em contato com o rolo durante o exercício.

EVITE
- Permitir que os ombros subam em direção às orelhas.
- Flexionar os joelhos.

EXERCÍCIOS COM O ROLO DE ESPUMA • 133

GUIA DO EXERCÍCIO

ALVO
- Tríceps
- Músculos estabilizadores do ombro
- Músculos abdominais
- Músculos posteriores da coxa

BENEFÍCIOS
- Melhora a estabilidade do core, da pelve e dos ombros

NÃO ACONSELHÁVEL EM CASO DE
- Dor nas costas
- Dor no pescoço

MODIFICAÇÃO
Mais difícil: mantenha uma perna no solo para apoio e estenda os dois braços em direção à perna elevada enquanto você se inclina.

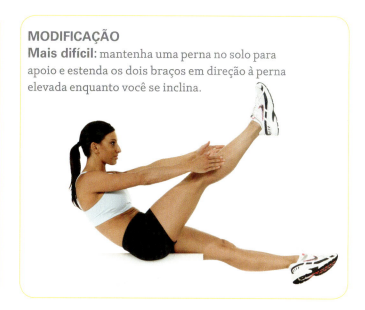

NOTA
O texto em negrito indica músculos ativos
O texto em cinza indica músculos estabilizadores
* indica músculos profundos

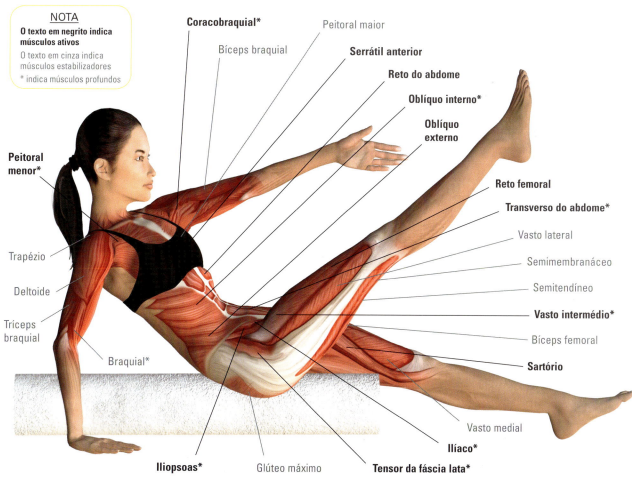

134 • TREINAMENTO DO CORE – ANATOMIA ILUSTRADA

FLEXÃO DE BRAÇO SOBRE O ROLO

ROLO DE ESPUMA

1. Ajoelhe-se sobre o solo, com o rolo de espuma colocado na horizontal à sua frente. Coloque as mãos sobre o rolo com os dedos apontados para a frente.

FOCO MUSCULAR

- Reto do abdome
- Transverso do abdome
- Tríceps braquial
- Deltoide
- Peitoral maior
- Peitoral menor
- Glúteo máximo
- Glúteo médio
- Reto femoral
- Bíceps femoral

GUIA DO EXERCÍCIO

ALVO
- Tríceps
- Músculos estabilizadores do ombro
- Músculos abdominais

BENEFÍCIOS
- Melhora a estabilidade do core, da pelve e dos ombros

NÃO ACONSELHÁVEL EM CASO DE
- Dor no punho
- Dor no ombro
- Dor na região lombar

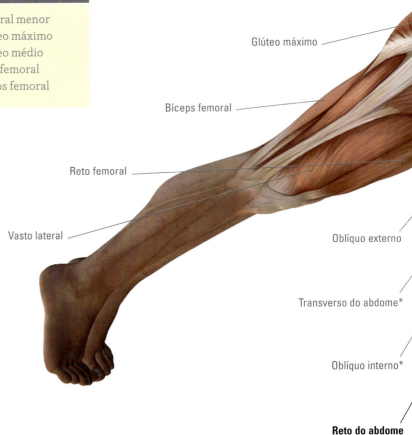

Glúteo médio*
Glúteo máximo
Bíceps femoral
Reto femoral
Vasto lateral
Oblíquo externo
Transverso do abdome*
Oblíquo interno*
Reto do abdome

EXERCÍCIOS COM O ROLO DE ESPUMA • 135

❷ Pressione na posição de prancha, elevando os joelhos e estendendo as pernas. Mantenha os ombros no nível dos quadris, sem permitir que os ombros desçam, flexione os cotovelos e abaixe o tórax em direção ao rolo. Evite qualquer deslocamento do rolo durante o movimento.

❸ Retorne à posição inicial, estendendo os cotovelos e mantendo a coluna vertebral alinhada. Repita duas séries de quinze vezes.

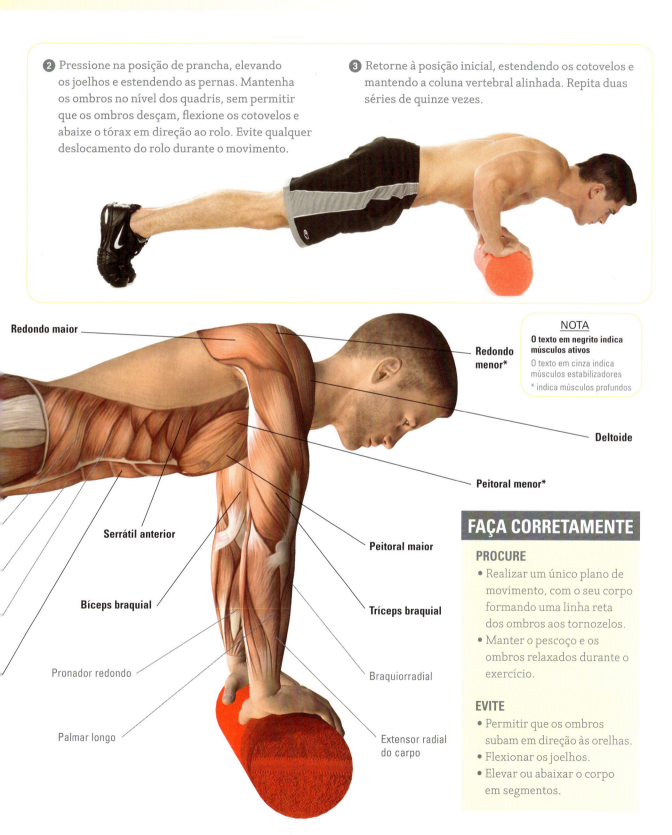

NOTA
O texto em negrito indica músculos ativos
O texto em cinza indica músculos estabilizadores
* indica músculos profundos

FAÇA CORRETAMENTE

PROCURE
- Realizar um único plano de movimento, com o seu corpo formando uma linha reta dos ombros aos tornozelos.
- Manter o pescoço e os ombros relaxados durante o exercício.

EVITE
- Permitir que os ombros subam em direção às orelhas.
- Flexionar os joelhos.
- Elevar ou abaixar o corpo em segmentos.

MARCHA EM DECÚBITO DORSAL

ROLO DE ESPUMA

① Deite-se completamente sobre o rolo de espuma, de modo que ele acompanhe a linha da coluna vertebral. Coloque os braços no solo, ao lado do corpo, flexionando os joelhos de modo que os pés fiquem bem apoiados contra o solo.

② Deixando os dedos dos pés em ponta e evitando que os quadris subam ou se desviem, eleve um joelho em direção ao tórax.

③ Troque a perna, tendo sempre o cuidado de não permitir que os quadris subam.

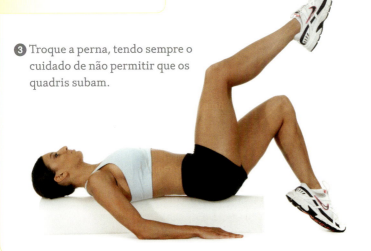

GUIA DO EXERCÍCIO

ALVO
- Tríceps
- Músculos abdominais
- Músculos flexores do quadril
- Quadríceps

BENEFÍCIOS
- Melhora a estabilidade do core e da pelve

NÃO ACONSELHÁVEL EM CASO DE
- Dor na região lombar
- Dor no pescoço
- Dor no ombro

FOCO MUSCULAR
- Reto do abdome
- Transverso do abdome
- Oblíquo interno
- Oblíquo externo
- Ilíaco
- Iliopsoas
- Sartório
- Bíceps femoral
- Reto femoral

EXERCÍCIOS COM O ROLO DE ESPUMA • 137

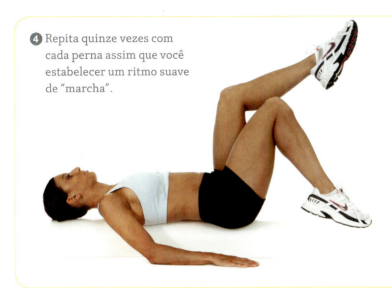

④ Repita quinze vezes com cada perna assim que você estabelecer um ritmo suave de "marcha".

FAÇA CORRETAMENTE

PROCURE
- Manter as pernas firmes e os dedos dos pés em ponta.
- Manter o pescoço e os ombros relaxados durante o exercício.
- Manter as mãos e os antebraços apoiados contra o solo.

EVITE
- Permitir que os ombros subam em direção às orelhas.
- Permitir que os quadris e a região lombar se elevem do rolo durante o movimento.

NOTA
O texto em negrito indica músculos ativos
O texto em cinza indica músculos estabilizadores
* indica músculos profundos

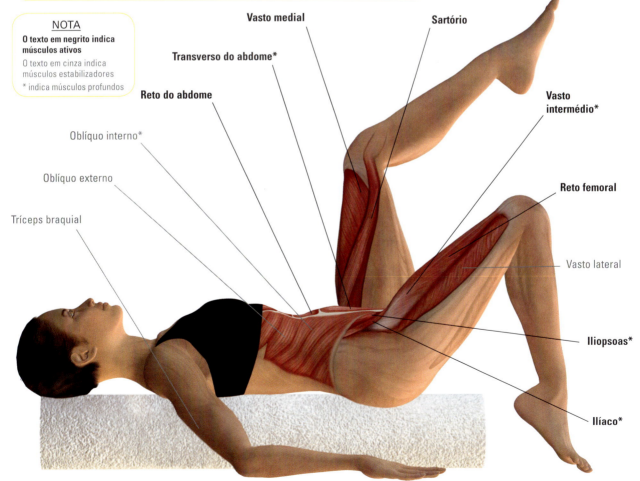

- **Vasto medial**
- **Sartório**
- **Transverso do abdome***
- **Vasto intermédio***
- **Reto do abdome**
- **Reto femoral**
- Oblíquo interno*
- Oblíquo externo
- Vasto lateral
- Tríceps braquial
- **Iliopsoas***
- **Ilíaco***

138 • TREINAMENTO DO CORE – ANATOMIA ILUSTRADA

LIBERAÇÃO ILIOTIBIAL

ROLO DE ESPUMA

❶ Coloque-se em decúbito lateral esquerdo, com o rolo de espuma no solo colocado sob a porção média de sua coxa. Sustente o tronco com o antebraço esquerdo apoiado ao solo.

❷ Flexione a perna esquerda e cruze-a na frente da direita, de modo que o seu joelho aponte para cima. Coloque o pé esquerdo contra o solo.

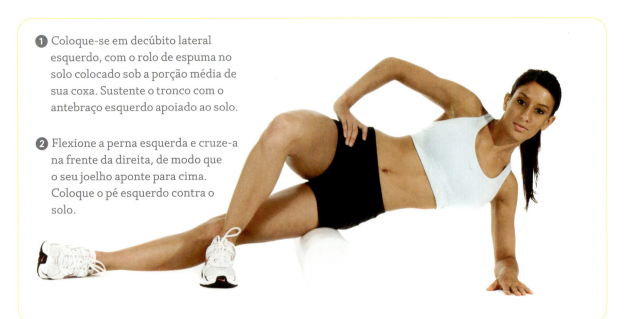

❸ Tracionando o ombro e empurrando a perna de apoio, movimente a face lateral da coxa para a frente e para trás.
Ajuste o posicionamento do braço quando for realizar um movimento maior.

❹ Repita quinze vezes em cada lado.

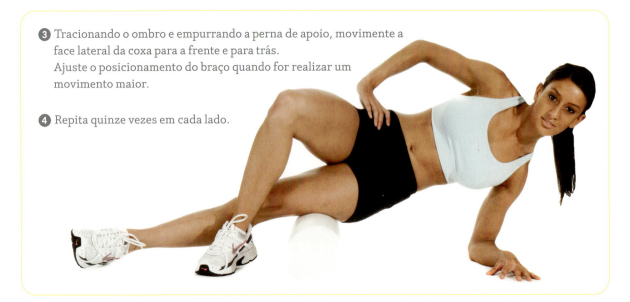

FAÇA CORRETAMENTE

PROCURE
- Manter os ombros relaxados durante o exercício.
- Manter as mãos e os antebraços apoiados firmemente contra o solo.

EVITE
- Permitir que os ombros subam em direção às orelhas.

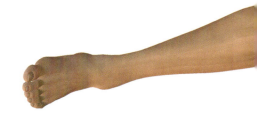

EXERCÍCIOS COM O ROLO DE ESPUMA • 139

FOCO MUSCULAR

- Trato iliotibial
- Reto femoral
- Vasto medial
- Vasto intermédio
- Vasto lateral
- Bíceps femoral
- Infraespinal
- Supraespinal
- Redondo menor
- Subescapular

GUIA DO EXERCÍCIO

ALVO
- Trato iliotibial
- Músculos laterais da coxa
- Músculos estabilizadores escapulares

BENEFÍCIOS
- Libera o trato iliotibial. Isso pode ser desconfortável no início, mas se tornará mais fácil com a repetição.
- Fortalece os músculos estabilizadores escapulares e os laterais do tronco

NÃO ACONSELHÁVEL EM CASO DE
- Dor no ombro
- Dor nas costas

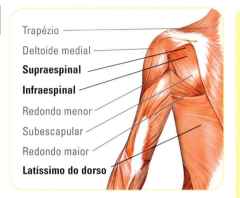

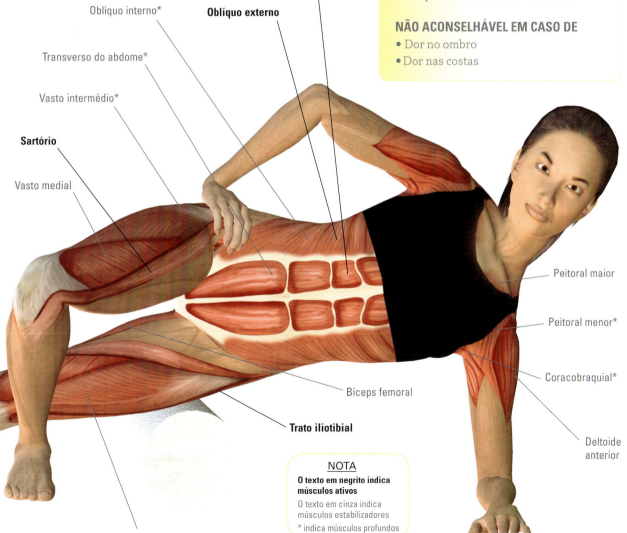

NOTA
O texto em negrito indica músculos ativos

O texto em cinza indica músculos estabilizadores

* indica músculos profundos

140 • TREINAMENTO DO CORE – ANATOMIA ILUSTRADA

DESLIZAMENTO SOBRE O ROLO

ROLO DE ESPUMA

① Ajoelhe-se no solo, com o rolo de espuma à sua frente. Coloque as mãos no alto do rolo, com os dedos direcionados para a frente.

FAÇA CORRETAMENTE

PROCURE
- Realizar todo o movimento simultaneamente.
- Manter os ombros relaxados durante o exercício.
- Pressionar firmemente os pés contra o solo.

EVITE
- Permitir que os ombros subam em direção às orelhas.
- Permitir que os quadris e a região lombar se abaixem durante o movimento.
- Curvar as costas.

② Mantendo a coluna vertebral em posição neutra e, assegurando-se de não afundar o pescoço em direção aos ombros, desloque-se para a frente sobre os antebraços.

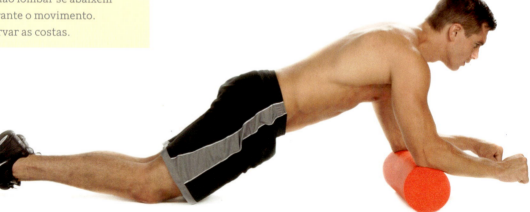

FOCO MUSCULAR
- Reto do abdome
- Transverso do abdome
- Tríceps braquial
- Glúteo máximo
- Glúteo médio
- Reto femoral
- Bíceps femoral
- Semitendíneo
- Semimembranáceo
- Eretores da espinha

EXERCÍCIOS COM O ROLO DE ESPUMA • 141

❸ Continue a se movimentar para a frente até o rolo atingir os cotovelos. Pressione o rolo, mantendo os quadris alinhados, e se mova de volta para a posição inicial. Repita quinze vezes.

GUIA DO EXERCÍCIO

ALVO
- Tríceps
- Músculos abdominais
- Músculos estabilizadores do tronco

BENEFÍCIOS
- Melhora a estabilidade do core e dos ombros

NÃO ACONSELHÁVEL EM CASO DE
- Dor na região lombar
- Dor no ombro

NOTA
O texto em negrito indica músculos ativos
O texto em cinza indica músculos estabilizadores
* indica músculos profundos

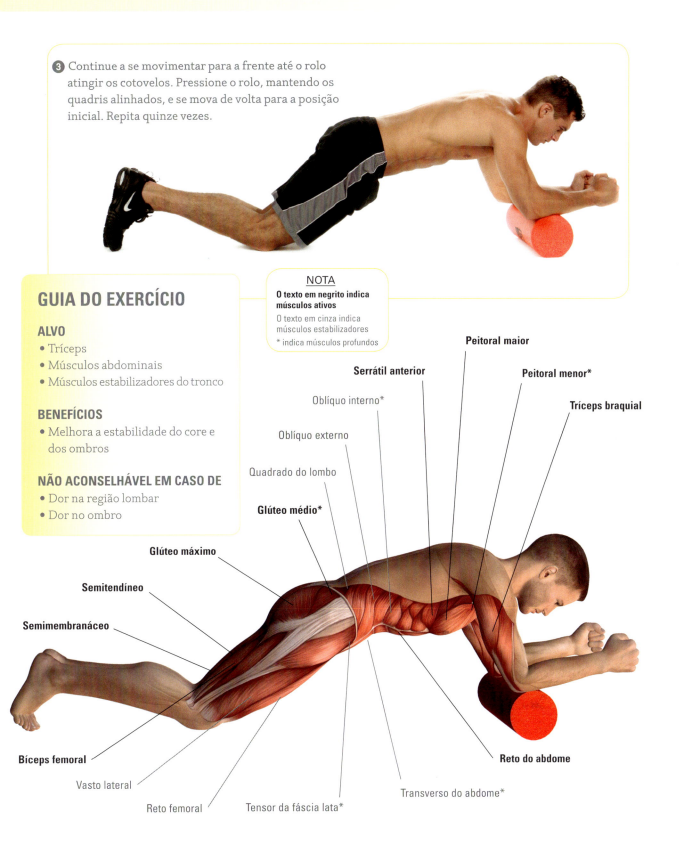

PONTE COM ELEVAÇÃO DE PERNA I

ROLO DE ESPUMA

① Deite-se de costas, com o rolo embaixo dos ombros. Seus glúteos devem permanecer em contato com o solo, os joelhos devem ser flexionados e os pés apoiados contra o solo.

② Pressione o solo com os pés e se estenda sobre o rolo, elevando os quadris em direção ao teto até que estejam paralelos ao solo.

③ Estenda a perna direita.

④ Eleve a perna direita até a altura dos joelhos. Mantendo a perna estendida e o rolo imóvel, suba e desça os quadris.

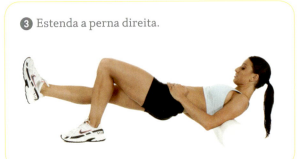
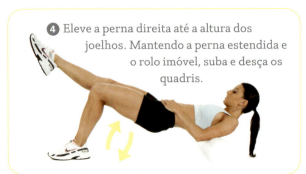

GUIA DO EXERCÍCIO

ALVO
- Glúteos
- Músculos posteriores da coxa

BENEFÍCIOS
- Melhora a estabilidade da pelve
- Fortalece os glúteos
- Fortalece os músculos posteriores da coxa

NÃO ACONSELHÁVEL EM CASO DE
- Lesão nos músculos posteriores da coxa
- Dor na região lombar
- Dor no tornozelo

NOTA
O texto em negrito indica músculos ativos
O texto em cinza indica músculos estabilizadores
* indica músculos profundos

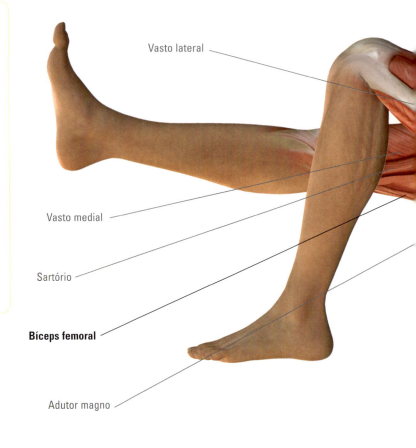

Vasto lateral
Vasto medial
Sartório
Bíceps femoral
Adutor magno

EXERCÍCIOS COM O ROLO DE ESPUMA • 143

5 Retorne à etapa 2 e repita as etapas 3 e 4 com a perna esquerda.

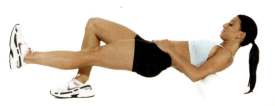

FOCO MUSCULAR

- Reto do abdome
- Transverso do abdome
- Oblíquo interno
- Oblíquo externo
- Glúteo máximo
- Glúteo médio
- Vasto intermédio
- Reto femoral
- Sartório
- Bíceps femoral
- Eretores da espinha

FAÇA CORRETAMENTE

PROCURE
- Manter a perna estendida.

EVITE
- Permitir que os quadris e a região lombar se abaixem durante o movimento.
- Curvar as costas.

6 Repita quinze vezes com cada perna.

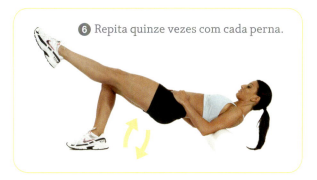

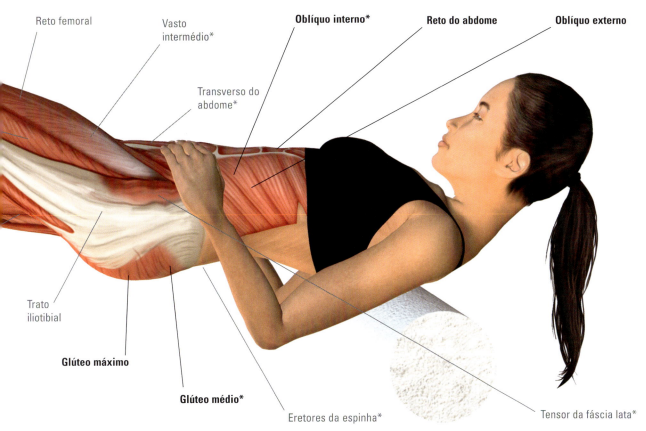

Reto femoral
Vasto intermédio*
Transverso do abdome*
Oblíquo interno*
Reto do abdome
Oblíquo externo
Trato iliotibial
Glúteo máximo
Glúteo médio*
Eretores da espinha*
Tensor da fáscia lata*

144 • TREINAMENTO DO CORE – ANATOMIA ILUSTRADA

PONTE COM ELEVAÇÃO DE PERNA II

ROLO DE ESPUMA

❶ Coloque-se em decúbito dorsal com o rolo sob os seus pés.

❷ Sem mover o rolo ou curvar as costas, estenda-se sobre o rolo, elevando os quadris.

GUIA DO EXERCÍCIO

ALVO
- Glúteos
- Músculos posteriores da coxa

BENEFÍCIOS
- Melhora a estabilidade da pelve
- Fortalece os glúteos
- Fortalece os músculos posteriores da coxa

NÃO ACONSELHÁVEL EM CASO DE
- Lesão nos músculos posteriores da coxa
- Dor na região lombar
- Dor no tornozelo

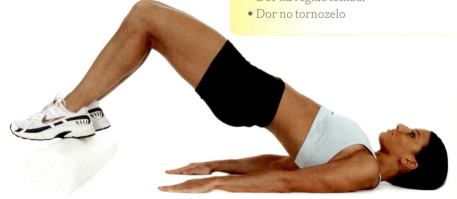

FAÇA CORRETAMENTE

PROCURE
- Manter os ombros e o pescoço relaxados durante o exercício.
- Manter a perna estendida.

EVITE
- Permitir que os ombros subam em direção às orelhas.
- Permitir que os quadris e a região lombar se abaixem durante o movimento.
- Curvar as costas.

NOTA
O texto em negrito indica músculos ativos
O texto em cinza indica músculos estabilizadores
* indica músculos profundos

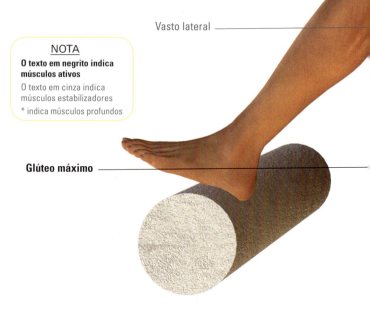

Vasto lateral

Glúteo máximo

EXERCÍCIOS COM O ROLO DE ESPUMA • 145

FOCO MUSCULAR

- Reto do abdome
- Transverso do abdome
- Oblíquo interno
- Oblíquo externo
- Tríceps braquial
- Glúteo máximo
- Glúteo médio
- Reto femoral
- Sartório
- Vasto intermédio
- Bíceps femoral
- Semitendíneo
- Semimembranáceo
- Eretores da espinha

❸ Mantendo os músculos firmes, eleve a perna direita até a altura dos joelhos e estenda a perna elevada.

❹ Tente evitar que o rolo se mova, e suba e desça os quadris, mantendo a perna elevada estendida. Repita quinze vezes.

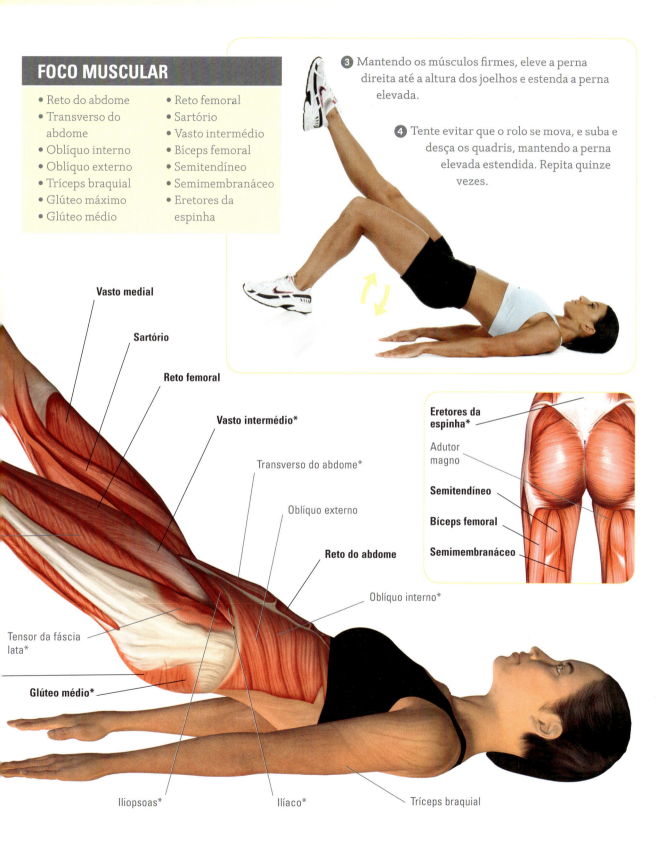

PONTE SOBRE O ROLO

ROLO DE ESPUMA

① Coloque-se em decúbito dorsal no solo, com os joelhos flexionados e o rolo sob os seus pés.

② Faça uma ponte, elevando os quadris de modo que se alinhem com os ombros em uma posição neutra.

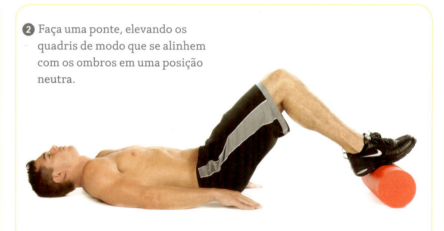

GUIA DO EXERCÍCIO

ALVO
- Músculos posteriores da coxa
- Glúteos

BENEFÍCIOS
- Melhora a força e a resistência dos músculos posteriores da coxa
- Fortalece os glúteos e os estabilizadores pélvicos

NÃO ACONSELHÁVEL EM CASO DE
- Lesão nos músculos posteriores da coxa
- Dor na região lombar
- Dor no tornozelo

③ Contraia os glúteos, estendendo os quadris enquanto movimenta o rolo sob os pés.

FAÇA CORRETAMENTE

PROCURE
- Manter os ombros e o pescoço relaxados durante o exercício.
- Fazer que o seu corpo forme uma linha reta dos ombros aos joelhos.

EVITE
- Permitir que os quadris e a região lombar se abaixem durante o movimento.
- Curvar as costas.

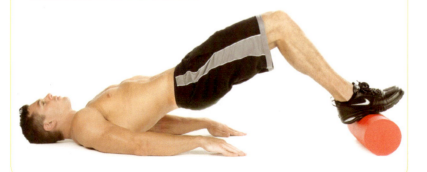

EXERCÍCIOS COM O ROLO DE ESPUMA • 147

FOCO MUSCULAR

- Reto do abdome
- Transverso do abdome
- Glúteo máximo
- Glúteo médio
- Bíceps femoral
- Semitendíneo
- Semimembranáceo
- Eretores da espinha
- Quadrado lombar

❹ Repita duas séries de quinze vezes.

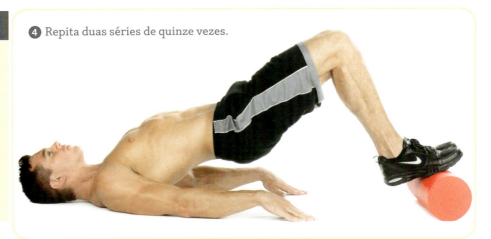

NOTA
O texto em negrito indica músculos ativos
O texto em cinza indica músculos estabilizadores
* indica músculos profundos

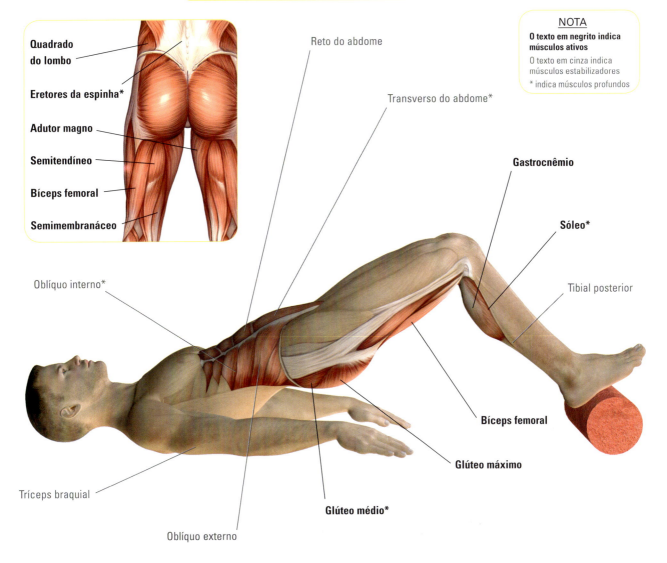

BICICLETA COM MEMBRO INFERIOR ESTENDIDO

ROLO DE ESPUMA

① Coloque-se em decúbito dorsal com o rolo posicionado sob o comprimento da sua coluna vertebral, com os glúteos e os ombros apoiados sobre o mesmo. Coloque os antebraços no solo, de cada lado do rolo, para se equilibrar.

② Eleve os joelhos, formando um ângulo de 90 graus entre os quadris, as coxas e as panturrilhas.

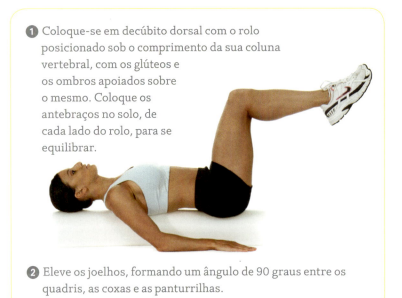

GUIA DO EXERCÍCIO

ALVO
- Músculos abdominais
- Músculos da coxa

BENEFÍCIOS
- Melhora a estabilização da pelve
- Fortalece os músculos abdominais

NÃO ACONSELHÁVEL EM CASO DE
- Dor na região lombar
- Dor no pescoço

③ Mantendo as costas retas, eleve a cabeça, o pescoço e os ombros do rolo. Estenda a perna direita e leve o joelho esquerdo em direção ao tórax, mantendo a cabeça, o pescoço e os ombros elevados.

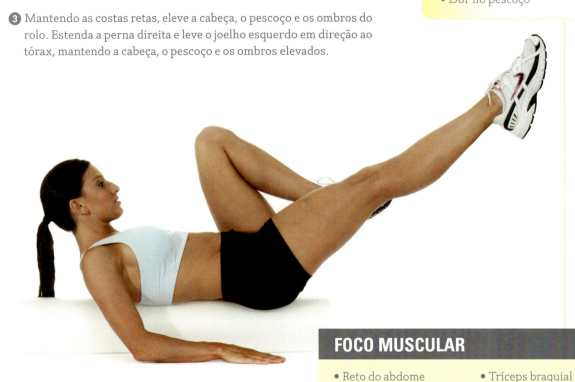

FOCO MUSCULAR
- Reto do abdome
- Transverso do abdome
- Oblíquo interno
- Oblíquo externo
- Tríceps braquial
- Vasto intermédio
- Reto femoral
- Vasto medial

EXERCÍCIOS COM O ROLO DE ESPUMA • 149

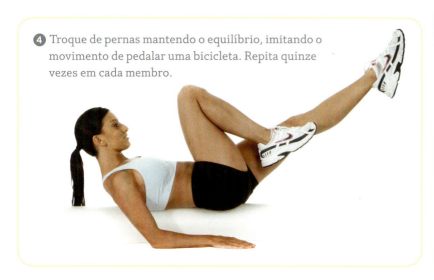

④ Troque de pernas mantendo o equilíbrio, imitando o movimento de pedalar uma bicicleta. Repita quinze vezes em cada membro.

FAÇA CORRETAMENTE

PROCURE
- Manter o pescoço relaxado durante o exercício.
- Estender completamente a perna durante a fase descendente do movimento de "pedalar".

EVITE
- Permitir que os ombros subam em direção às orelhas.
- Elevar os quadris e a região lombar durante o movimento.

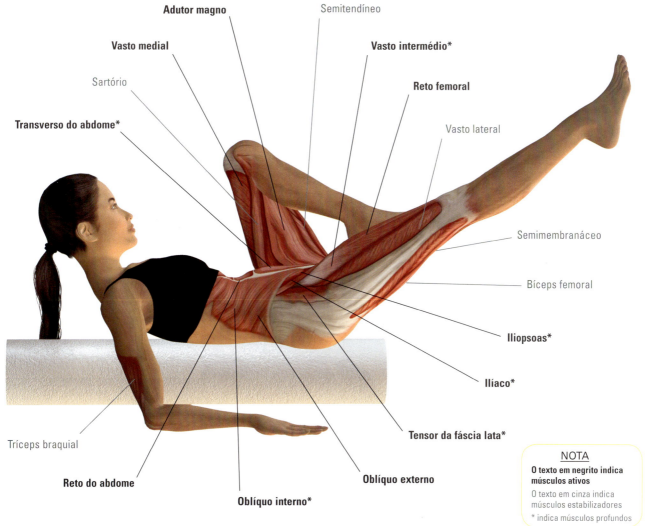

- Adutor magno
- Vasto medial
- Sartório
- **Transverso do abdome***
- Semitendíneo
- Vasto intermédio*
- Reto femoral
- Vasto lateral
- Semimembranáceo
- Bíceps femoral
- Iliopsoas*
- Ilíaco*
- Tensor da fáscia lata*
- Oblíquo externo
- Oblíquo interno*
- Reto do abdome
- Tríceps braquial

NOTA
O texto em negrito indica músculos ativos

O texto em cinza indica músculos estabilizadores

* indica músculos profundos

150 • TREINAMENTO DO CORE – ANATOMIA ILUSTRADA

ABDOMINAL SOBRE O ROLO EMPURRANDO AS COXAS

ROLO DE ESPUMA

❶ Coloque-se em decúbito dorsal com o rolo colocado sob o comprimento da coluna vertebral, com os glúteos e os ombros apoiados sobre o mesmo. Coloque as mãos e os antebraços no solo para estabilização. Leve os joelhos e os pés para cima.

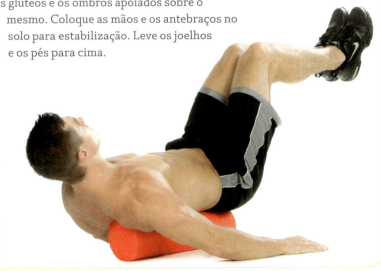

GUIA DO EXERCÍCIO

ALVO
- Músculos abdominais
- Músculos da perna

BENEFÍCIOS
- Melhora a estabilização da pelve e do core
- Fortalece os músculos abdominais

NÃO ACONSELHÁVEL EM CASO DE
- Dor na região lombar
- Dor no pescoço

❷ Eleve a cabeça, o pescoço e os ombros.

❸ Empurre a palma das mãos contra os joelhos, criando sua própria resistência enquanto tenta se equilibrar. Flexione os dedos dos pés e mantenha os cotovelos empurrados lateralmente. Mantenha a posição por dez segundos. Repita dez vezes.

FAÇA CORRETAMENTE

PROCURE
- Formar um ângulo de 90 graus entre os quadris, as coxas e as panturrilhas.
- Manter o pescoço relaxado durante o exercício.
- Manter os ombros e os glúteos apoiados sobre o rolo durante o exercício.

EVITE
- Permitir que os ombros subam em direção às orelhas.
- Elevar os quadris ou a região lombar durante o movimento.

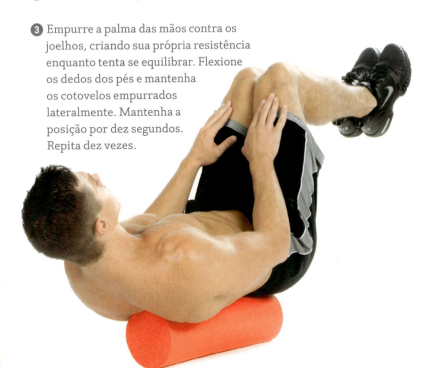

EXERCÍCIOS COM O ROLO DE ESPUMA • 151

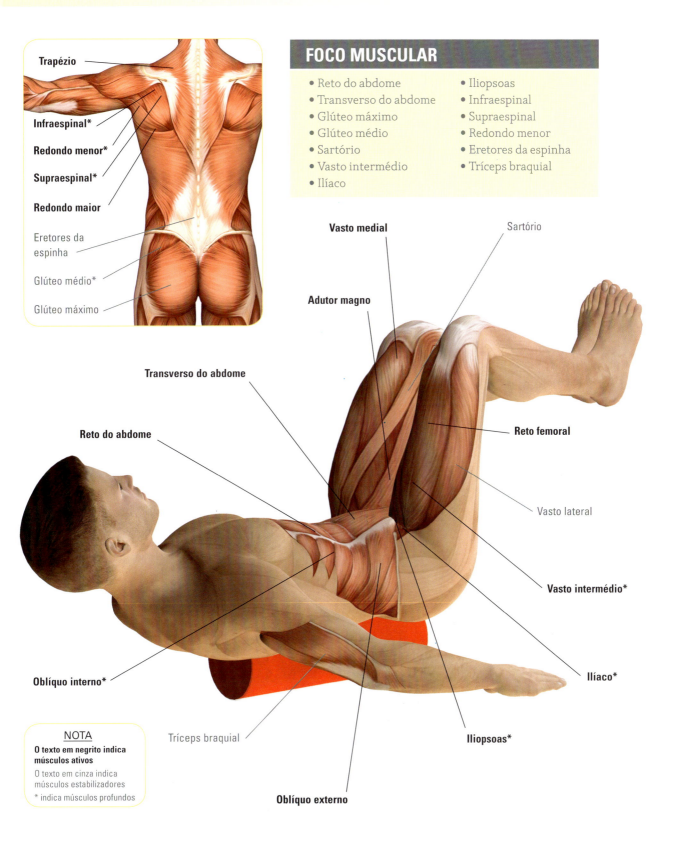

FOCO MUSCULAR

- Reto do abdome
- Transverso do abdome
- Glúteo máximo
- Glúteo médio
- Sartório
- Vasto intermédio
- Ilíaco
- Iliopsoas
- Infraespinal
- Supraespinal
- Redondo menor
- Eretores da espinha
- Tríceps braquial

NOTA
O texto em negrito indica músculos ativos
O texto em cinza indica músculos estabilizadores
* indica músculos profundos

EXEMPLOS DE TREINOS

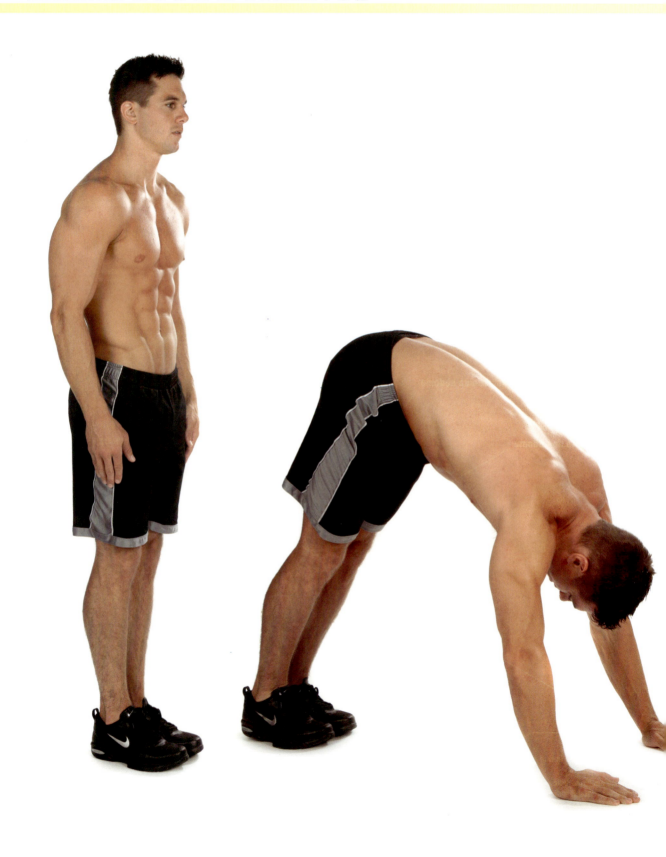

EXEMPLOS DE TREINOS • 153

Agora que você está familiarizado com os exercícios de treinamento do core, é o momento de colocá-los em prática. As três sequências a seguir fornecem um treinamento amplo para todo o corpo, utilizando os exercícios que você aprendeu ao longo deste livro. Cada sequência incorpora alguns exercícios de cada seção para garantir um treinamento seguro e eficaz. Essa variedade inclui e visa todo o corpo para uma ativação global do core. Esses exemplos de treinos o ajudarão a iniciar uma rotina consistente de exercícios, mas você pode criar muitas combinações adicionais com os exercícios do livro. Divirta-se e misture-os, uma vez que você se sinta confortável com a sua rotina. Cada um dos exemplos de sequências leva à estabilidade e ao fortalecimento do core. Para resultados ideais, a adição de alguns alongamentos rápidos após cada sequência de exercícios ajudará a manter seu corpo esguio e flexível.

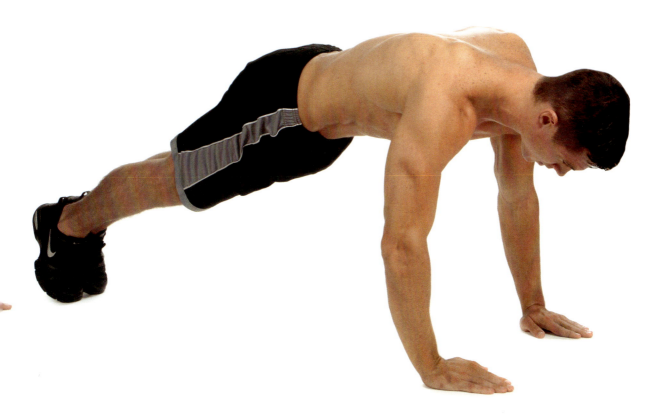

TREINO DO CORE - A

EXEMPLOS DE TREINOS

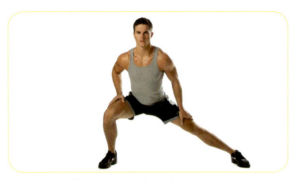
1. Alongamento dos adutores, p. 24

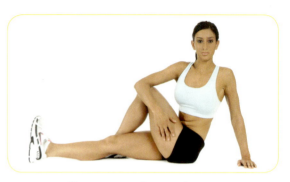
2. Alongamento dos quadris, p. 29

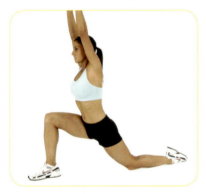
3. Alongamento do quadril e da coxa, p. 25

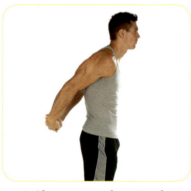
4. Alongamento do peitoral, p. 21

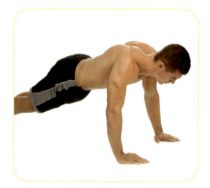
5. Prancha com deslizamento, p. 36

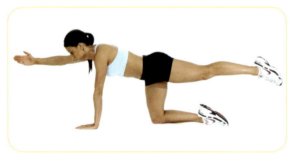
6. Extensão lombar de quatro apoios, p. 44

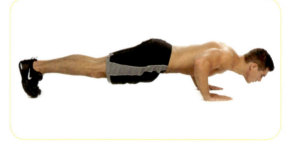
7. Flexão de braço, p. 52

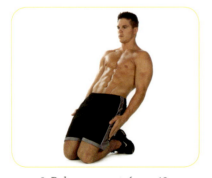
8. Balanço para trás, p. 42

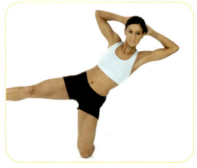
9. Flexão lateral ajoelhado, p. 104

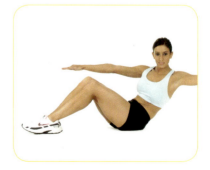
10. Rotação de tronco para oblíquos, p. 116

EXEMPLOS DE TREINOS • 155

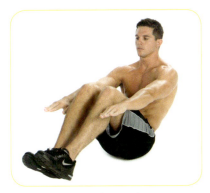
11. Abdominal remador, p. 90

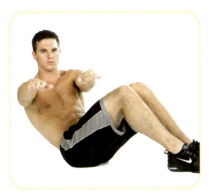
12. Giro russo, p. 94

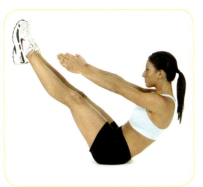
13. Abdominal canivete, p. 92

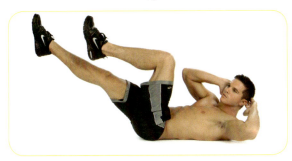
14. Abdominal alternado, p. 78

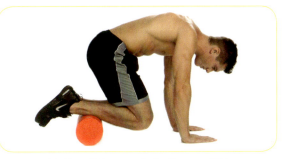
15. Encolhimento de joelhos, p. 124

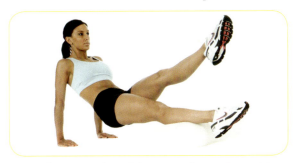
16. Elevação unilateral da perna sobre o rolo, p. 128

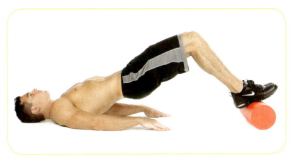
17. Ponte sobre o rolo, p. 146

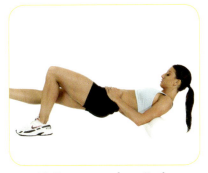
18. Ponte com elevação da perna I, p. 142

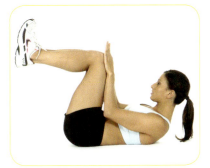
19. Abdominal pressionando as coxas, p. 68

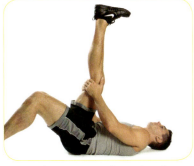
20. Alongamento dos músculos posteriores da coxa, p. 30

TREINO DO CORE - B

EXEMPLOS DE TREINOS

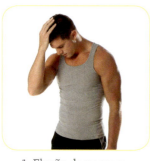
1. Flexão do pescoço, p. 16

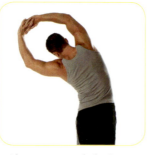
2. Alongamento do latíssimo do dorso, p. 19

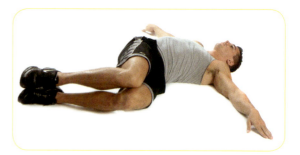
3. Alongamento lombar, p. 27

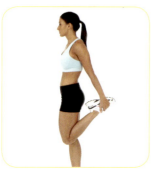
4. Alongamento do quadríceps, p. 22

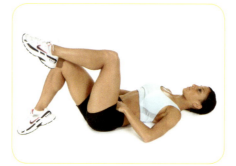
5. Pequenos passos, p. 34

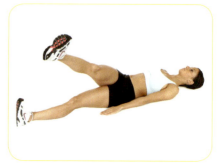
6. Círculos com um membro inferior, p. 40

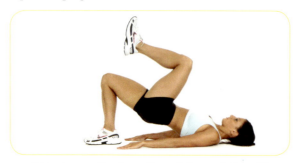
7. Ponte com flexão unilateral do quadril, p. 50

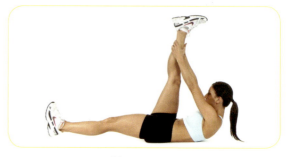
8. Tesoura, p. 64

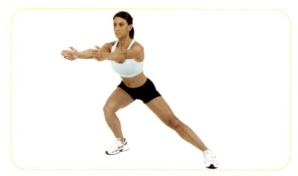
9. Passada lateral, p. 80

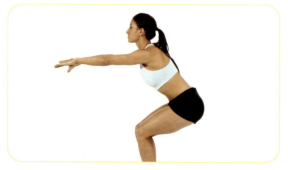
10. Alongamento de tendão, p. 84

EXEMPLOS DE TREINOS • 157

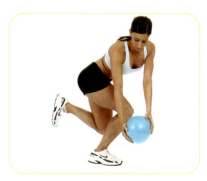
11. Agachamento lenhador, p. 88

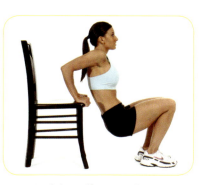
12. Mergulho na cadeira, p. 54

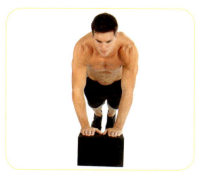
13. Flexão de braço – caminhando sobre o step, p. 114

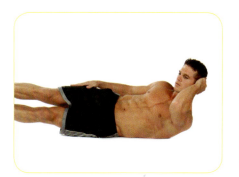
14. Flexão lateral, p. 98

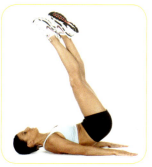
15. Infra abdominal, p. 108

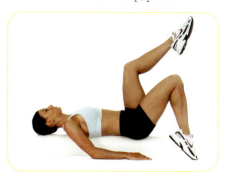
16. Marcha em decúbito dorsal, p. 136

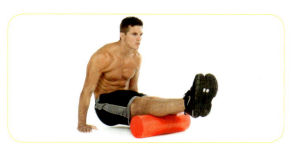
17. Flexão do tronco sobre o rolo, p. 126

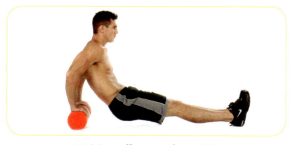
18. Mergulho no rolo, p. 130

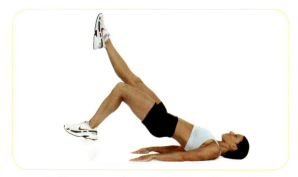
19. Ponte com elevação da perna II, p. 144

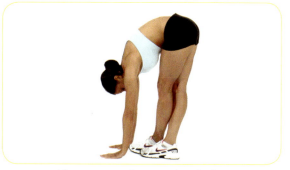
20. Alongamento do trato iliotibial, p. 23

TREINO DO CORE - C

EXEMPLOS DE TREINOS

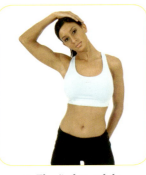
1. Flexão lateral do pescoço, p. 17

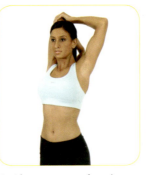
2. Alongamento do tríceps, p. 18

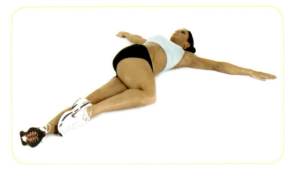
3. Alongamento da coluna vertebral, p. 26

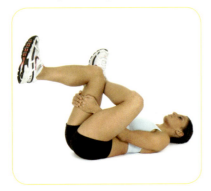
4. Alongamento do piriforme, p. 28

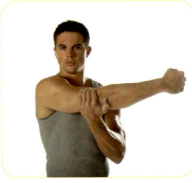
5. Alongamento do ombro, p. 20

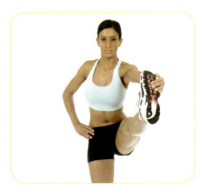
6. Elevação da perna unipodal, p. 58

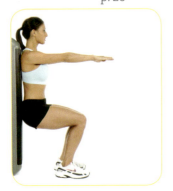
7. Agachamento apoiado, p. 60

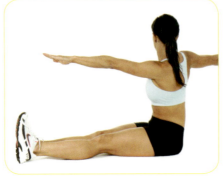
8. Rotação da coluna vertebral, p. 38

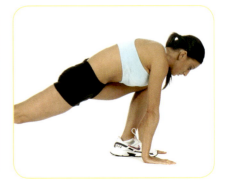
9. Passada à frente ou *high lunge*, p. 48

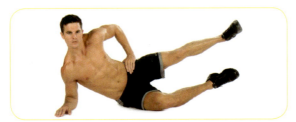
10. Série em decúbito lateral, p. 70

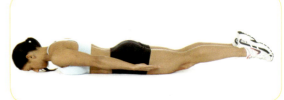
11. Aproximação de calcanhares em decúbito ventral, p. 72

EXEMPLOS DE TREINOS • 159

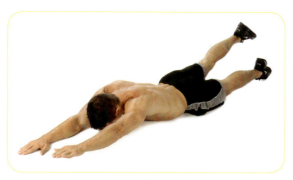

12. Nado, p. 66

13. Prancha lateral, p. 46

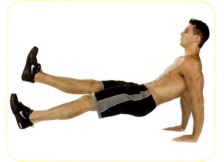
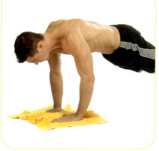
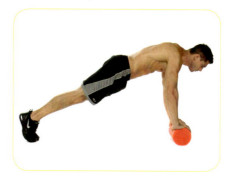

14. Prancha frontal, p. 62

15. Voador com toalha, p. 56

16. Flexão de braço sobre o rolo, p. 134

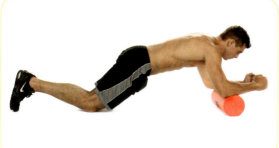
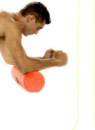

17. Deslizamento sobre o rolo, p. 140

18. Ponte com elevação de perna I, p. 142

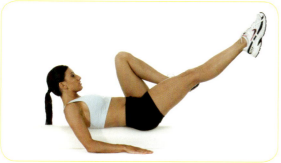
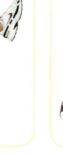
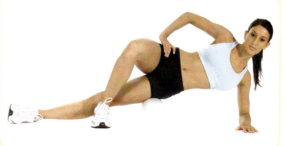

19. Bicicleta com membro inferior estendido, p. 148

20. Liberação iliotibial, p. 138

SOBRE A AUTORA

Abigail Ellsworth é doutora em fisioterapia pela *Slippery Rock University* na Pensilvânia, terapeuta corporal e proprietária do *Pilates, Therapy and Wellness Center of Westchester*, em Nova York. Publicou vários estudos sobre a atividade muscular do corpo e os tipos mais eficazes de movimentos. É especialista em estabilidade do core e reabilitação medular, tendo proferido palestras para a *American Physical Therapy Association*, o *Nicholas Institute of Sports Medicine and Athletic Trauma* e a *New York State Reflexology*, além de palestras educacionais em empresas sobre postura e ginástica laboral pela *American Heart Association*.

Também é autora dos livros:
Massagem – anatomia ilustrada
Yoga – anatomia ilustrada

CRÉDITOS E AGRADECIMENTOS

Fotografias de Jonathan Conklin/Jonathan Conklin Photography, Inc.

Ilustrações do pôster de Linda Bucklin/Shutterstock

Modelos: Melissa Grant e Michael Radon

Ilustrações de Hector Aiza/3D Labz Animation India, exceto as inserções das páginas 12, 13, 16, 19, 21, 24, 25, 26, 27, 28, 29, 31, 35, 37, 43, 47, 49, 53, 55, 57, 61, 63, 69, 71, 72, 83, 91, 103, 107, 111, 113, 115, 121, 139, 145, 151, feitos por Linda Bucklin/Shutterstock

AGRADECIMENTOS

Gostaria de agradecer a todos aqueles que me ajudaram a preparar este livro: ao meu marido Tom, pela sua paciência nos finais de semana, e aos meus clientes que experimentaram, diligentemente, os exercícios comigo. O trabalho duro e a dedicação deles tornaram a produção deste livro um prazer. Espero que você aprecie este livro tanto quanto eu apreciei reunir o material para fazê-lo.

A autora e o editor também agradecem àqueles diretamente envolvidos na criação deste livro: Sean Moore, presidente da Moseley Road; Amy Pierce, editora/designer; Brian MacMullen, diretor de arte; Lisa Purcell, diretora editorial/designer; e Rebecca Axelrad, assistente editorial.